大阪大学
新世紀レクチャー

［第4版］
新ウェルネス栄養学
──「日本人の食事摂取基準(2015年版)」準拠──
西原　力　編

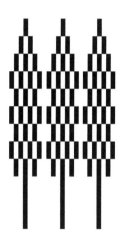

大阪大学出版会

はじめに

　健康で長生きできることは人生における最も大きな幸せである．そのためには，栄養・休養・運動のバランスのとれた生活が大事であることは誰も知っている．しかし，バランスがとれているかどうかがよくわからないということが多いのではなかろうか．
　1940年以来ほぼ5年毎に発表されている"日本人の栄養所要量"は健康を維持・増進させるためにどんな栄養素をどのくらい摂取すればよいかについて示したものである．過去の食糧難の時には"最低栄養要求量"であった．しかし，最近では経済の発展とともに食生活が豊かになり，人類の歴史において例外でしかなかった"飽食"の時代を迎えている．また，科学の進歩は交通機関の発達と職場や家庭での作業の機械化・自動化をもたらし，身体活動は軽減される方向にある．つまり，栄養の摂取が消費を上回る状況になり，肥満やそれが誘因する生活習慣病が増加してきている．この動きに対応して，"日本人の栄養所要量"も摂取量のみを示すのではなく，摂取と消費のバランスが重要なことから，消費量についても言及し，運動不足の場合には付加運動も提示され，健康づくりのための運動所要量も策定された．さらに栄養所要量は本来，体格や活動の程度により個人により異なるはずである．
　本書は栄養・看護・保育の分野を志望する人たちのテキストとして，またライフステージに対応して個人が栄養所要量を実際の生活の場で応用できることを目的に作成した．栄養素と食品の項においては機能性食品や低エネルギーのものについてもできるだけ採りあげ，食品選択に役立てるよう努めた．この本では実生活において具体的な摂取量と消費量のバランス，適度な活動量の把握，運動不足かどうかの判定，運動不足を解消するための方法などにも触れ，さらにはスポーツ栄養，食事療法や臨床栄養にも言及した．食生活，運動，休養の見直しは生活習慣の見直しでもある．

はじめに

　この本の題名のウェルネス (Wellness) はイルネス (Illness；病気の状態) に対する言葉であり，肉体的にも精神的にも社会的にも積極的に健康な状態であることを意味する．この本があなたのウェルネスのお手伝いになれば幸いである．

　おわりに，この本は著者らの前著「ウェルネス栄養学」を基にして作成したが，その名称や図版等の使用と出版を快く受け入れてくださいました建帛社の筑紫義男会長に厚く御礼を申しあげます．また，作成途上，資料の提供やご助力を頂いた大手前大学の阪本美恵子氏，大阪大学薬学部の岡崎佳子氏，ならびに大阪大学出版会の皆様に深謝いたします．

2003 年 3 月 1 日

著者ら

第 4 版の出版にあたって

　健康保持・増進の目標達成には日常の食生活が重要であることから，1940 年以来我が国の厚生労働省は食事摂取基準 (栄養所要量) を公表してきました．当時の目標は平均寿命 (余命) の延伸でありました．しかし，飢餓の時代から飽食の時代となり，必要量だけではなく耐容上限量も重要視され始め，考え方も変わってきました．1980 年代に女性の平均寿命が世界トップレベルになり，2012 年には男女の平均寿命が世界一になりました．そして，4 人に 1 人が 65 歳以上の超高齢社会の到来が現実化した現在では，他人の介護を必要とせずに自立して生活できる期間，すなわち健康寿命の延伸を重視して 2015 年度の基準では食生活の目標に健康の保持・増進の上に疾病の予防，生活習慣病の発症・重症化の予防が加えられ，各種疾患ガイドラインとの整合性も図られています．特にエネルギーについては，摂取量と消費量のバランスにより変動する体格指数 (Body Mass Index; BMI) を指標にしている点が特徴です．

　BMI は体重 (kg)／身長 (m)^2 で計算され，体脂肪率と相関する値です．疫学調査の結果 (エビデンス) から死亡率の最も低い値が男女共通の目標値として成人期を 18 歳～49 歳まで，50 歳～69 歳まで，70 歳以上の 3 期に分けて当面の目標としてそれぞれの範囲が示されています．そして，現状の食事摂取量と消費量について PDCA〔Plan (計画)→Do (実行)→Check (評価)→Act (改善)〕サイクルを繰り返すことによって，BMI が目標値に近づくように日々の生活を継続的に改善することを推奨しています．ただ，目標の BMI は参考としての使用が記載されており，今後詳細なエビデン

スに基づいて変更するものと予想されます．

　なお，健康は肉体的・身体的に疾病状態でないというだけではなく，精神的にも社会的にも健全な状態を意味します．今回の基準には運動エネルギー(身体活動レベル)は明示されていませんが，適度な運動が必要条件です．具体的目標を掲げて実践することが大切ですから，私はそれらを評価する指標として以下の3項目を考え，毎日その目標をクリアできるように努めています．皆様も自分の項目と値を考えて実践されてはいかがでしょうか？

　　1 (身体的健康度)：1日8千歩以上歩く．
　　2 (社会的健康度)；1日に4人以上の他人と話をする．
　　3 (精神的健康度)：1日の具体的な予定が3つ以上ある．

　本書は主に医療関係の学生さんの教科書として出版したものですが，皆様の健康維持・増進と疾病の予防にご活用いただければ幸甚です．

　本書が出版されてから12年経ち，私を含めて何人かの執筆の先生にも，環境の変化がありました．先生方のご協力に感謝します．

　2015年春

　　　　　　　　　　　　　　　　　　　　　　　　　　西原　力

[第4版] 新ウェルネス栄養学
―「日本人の食事摂取基準(2015年版)」準拠―

目　次

目次

第1章　健康と栄養 …………………………………… 1
1.1 健康の概念 … 1
1.2 人間の身体的・精神的健康 … 1
1.3 栄養・運動・休養 … 2
1.4 生活習慣とがん発生率 … 2
1.5 保健機能食品 … 4

第2章　栄養素と食品 …………………………………… 7
2.1 栄養素と食品群 … 7
2.2 糖質 … 9
2.3 脂質 … 15
2.4 タンパク質 … 25
2.5 ミネラル(無機質) … 35
2.6 ビタミン … 42
2.7 水 … 56
2.8 食物繊維 … 57

第3章　栄養素の体内運命 …………………………… 61
3.1 栄養素の消化・吸収 … 61
3.2 栄養素の代謝およびその体内動態 … 65

第4章　エネルギー …………………………………… 75
4.1 食物からのエネルギー補給 … 75
4.2 体内におけるエネルギー産生 … 75
4.3 運動時のエネルギー供給機構 … 76
4.4 ヒトのエネルギー消費量 … 77
4.5 エネルギー消費量の測定法 … 80
4.6 エネルギー消費量と身体強度レベルの推定法 … 83
4.7 タイムスタディ法による1日のエネルギー消費量と
　　PALの推定法 … 85
4.8 エネルギー消費量，身体活動レベル，
　　所要時間の簡易推定法 … 88

第5章　食事摂取基準（2015年改定） ……………………… 93
5.1 食事摂取基準とは…93
5.2 栄養素摂取と生活習慣病との関連…107

第6章　ライフステージの栄養学 ……………………………… 109
6.1 乳幼児期…109
6.2 小児・青少年期…116
6.3 壮年期…116
6.4 妊娠期・授乳期…117
6.5 老年期…118

第7章　スポーツと栄養 ………………………………………… 119
7.1 持久力を高める栄養摂取…119
7.2 運動前のグリコーゲン・ローディング…121
7.3 筋肉アップのための栄養摂取…123
7.4 試合当日・試合直前の栄養摂取…124
7.5 疲労回復のための栄養摂取…124
7.6 スタミナと水分補給…124
7.7 運動性貧血の予防…125

第8章　生活環境と栄養 ………………………………………… 129
8.1 暑熱環境…130
8.2 寒冷環境…131

第9章　身体組成と栄養評価 …………………………………… 135
9.1 身体組成…135
9.2 肥満…136
9.3 ウエイトコントロール…139
9.4 栄養評価…142

第10章　食品の安全と食物アレルギー……………………143
- 10.1　食品中の有毒成分 … 143
- 10.2　免疫反応：抗原・抗体反応 … 143
- 10.3　食物アレルギー … 144
- 10.4　アレルギー疾患の予防と治療 … 146
- 10.5　アレルギー様食中毒 … 147

第11章　食事療法……………………149
- 11.1　エネルギー調整を主とする食事療法 ― 低エネルギー ― … 149
- 11.2　エネルギー・塩分調整を主とする食事療法 ― 低エネルギー・減塩 ― … 154
- 11.3　エネルギー・脂質調整を主とする食事療法 ― 低エネルギー・低脂肪 ― … 157
- 11.4　エネルギー・タンパク質・塩分調整を主とする食事療法 ― 高エネルギー・低タンパク・減塩 ― … 160
- 11.5　エネルギー・タンパク質調整を主とする食事療法 ― 高エネルギー・高タンパク質 ― … 165
- 11.6　消化器疾患の食事療法 … 168
- 11.7　エネルギー・タンパク質・鉄調整食 ― 貧血の食事療法 ― … 172

第12章　特殊栄養法……………………177
- 12.1　経腸栄養法 … 177
- 12.2　中心静脈栄養法 … 184

第13章　栄養サポートチーム……………………193
- 13.1　栄養サポートチームとは … 193
- 13.2　NSTの目的 … 194
- 13.3　NSTの効果 … 194
- 13.4　NSTの役割 … 194

第1章
健康と栄養

1.1 健康の概念

　健康はかけがえのないものであり，健康で長生きできることは人生における最大の幸福であろう．健康とは世界保健機関 (WHO) の定義によれば "Health is a state of complete physical, mental and social well-being and not merely the absence of disease or infirmity." 「単に病気や欠陥がないというだけではなく，身体的，精神的，社会的に完全に良好な状態をいう」とされている．これは健康の"世界的"定義であるということができる．アメリカ健康協会 (American Health Association) によると国民の健康とは伝染病や飢饉，慢性病，ガン，環境汚染など健康の障害になるものが完全にコントロールされ，個人が遺伝的に定められた天寿を全うすることができる状態であり，世界がこのようになってはじめて "身体的，精神的，社会的に完全に良好な状態" になるという．世界や国家レベルでの "健康" への取り組みも重要であるが，我々は個人的レベルの健康に努める必要があるであろう．E. B. Johnes 博士によれば健康とは "a quality to achieve a personally satisfying and socially useful life." 「本人が満足でき，社会的にも有用な人生をおくることのできる状態である」と定義している．この定義によればたとえ身体的にどんな障害があろうとも健康であるといえる人はいるし，普通の健康体であると思っている人も努力なしには "健康" を持続することができないといえよう．健康とは与えられるものではなく，努力して得るものであるといえるのではないだろうか．

　このような意味での健康を "wellness" ととらえ，この本のタイトルに用いた．

1.2 人間の身体的・精神的健康

　人間の身体と精神の健康は密接に関連しており，精神的ストレスが身体の疾病となって現れることはよく知られたことであり，反対に「笑い」や「生きがい」がナチュラルキラー細胞を活性化して，身体的な疾病を軽減・治癒する例も聞かれる．我々のまわりの社会的環境や人間環境はそう

簡単に変えることはできないので，健康的に生活するためには，さまざまな事態に直面しても我々自身がものごとを積極的にとらえ，プラス思考できるような柔軟さが求められる．

1.3　栄養・運動・休養

　身体の健康にとって栄養・運動・休養のバランスが大切である．健康のためには望ましいとされる活動量があり，その活動にみあった栄養補給と休養が必要となる．適度な運動は虚血性心疾患，高血圧症，インスリン非依存性糖尿病，骨粗鬆症，結腸がん，うつ病等の慢性疾患に対して予防効果があることが知られている．

　「栄養のバランスをとる」ということは良い食生活の同義語として日常的に使われている．具体的には漠然と「野菜をとるようにしている」とか「肉ばかりでなく魚もとる」といった摂取食品のバラエティが豊かな時に使われることが多く，主に質的な内容で量的なことにはふれないことが多い．一般的にはそのような感覚でよいのであるが，栄養学的にいう「栄養のバランス」とは栄養素間のいろいろなバランスをとることであり，健康のために望ましいそれぞれの比率がわかっているので，これを食品に当てはめる場合にはその量まで言及する必要がある．いろいろなバランスとは，たとえばエネルギーを糖質，脂質，タンパク質からどのような割合でとるかというエネルギー比，脂質中の脂肪酸の割合（飽和脂肪酸：一価不飽和脂肪酸：多価不飽和脂肪酸の割合，摂取エネルギーに対する必須脂肪酸の割合，n-3系脂肪酸：n-6系脂肪酸酸の割合），酸化されやすい不飽和脂肪酸と酸化防止作用のあるビタミンEの割合，拮抗作用のある無機質の割合（カルシウムとリン，カルシウムとマグネシウム，ナトリウムとカリウム等）などである．これら栄養素間のバランスをとることが必要な理由を学び，さらにそれを食品にあてはめた時の量が把握できれば「栄養のバランスがとれた食事」がどのようなものであるかを具体的にイメージすることができるようになるだろう．

1.4　生活習慣とがん発生率

　毎日の食習慣ががんの発生率に大きく関与していることがわかっている（表1-1）．この調査によると食生活と喫煙の習慣で発がん因子の65％を占めるという．食べ物とがんとの関連がわかっているのが，乳製品など脂肪（特に飽和脂肪酸）の摂取量の多い国に乳がん（図1-1），前立腺がん，肺がん，大腸がんなどの発生率が高いこと，食物繊維の摂取が少ない国に大腸がんの発生率が高いこと，緑黄色野菜の摂取が肺がんの抑制効果があることな

どである (表1-2, 図1-2). バランスよく食品をとることの重要さがわかる. また, 運動は大腸がん, 乳がんのリスクを低下させることも知られている (図1-3).

表1-1 ヒトの発がん因子

発がん因子	全がんに対する割合(%)*	発がん因子	全がんに対する割合(%)
食物, 栄養	35	日光, 放射線	3
タバコ	30	環境汚染	2
感染(ウイルス等)	10	医薬品, 医療	1
生殖および性習慣	7	工場生産物	<1
職業	4	食品添加物	<1
アルコール	3		

＊最大見積値　　　　出典：Doll, R. and Peto.R.:J. Natl. Cancer Inst. **66**, 1191 (1981)

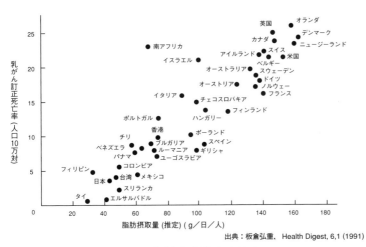

図1-1 脂肪摂取と乳がん死亡率

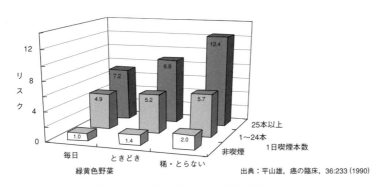

図1-2 肺がんと緑黄色野菜摂取・喫煙の関係

第1章 健康と栄養

表1-2 食生活とがんの関係

	食道	胃	大腸	肝臓	膵臓	肺	乳房	前立腺
食 物								
野 菜	↓↓	↓↓	↓	↓P	↓P	↓↓	↓P	↓P
果 物	↓↓	↓↓	↓	↓P	↓P	↓	↓P	
獣肉類			↑			↑P		↑
不飽和脂肪酸			↓P			↓P		↑P
食物繊維			↓P		↓P			
アルコール	↑↑		↑				↑	
塩 分		↑						
その他								
肥 満			↑P					
運 動			↓↓				↓P	↓P

発がんリスクを上昇 (↑), 低下 (↓), 多分 (P : possibly)
出典: Willett, W.C. & Trichopoulos, D.: *Nutr. Cancer*, **7**, 178-180 (1996) より作成

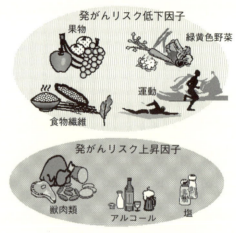

図1-3 がんと食べ物・運動の習慣

1.5 保健機能食品

食品の機能には,栄養素を供給する一次機能,美しい色,多様なテクスチャー,味などおいしさを左右する二次機能,病気の予防に役立ち生体機能調節に役立つ三次機能がある (表1-3). 三次機能をもつ成分を取り出して作ったものを食品と薬の中間に位置する食品として食生活状況に応じて摂る人も多くなっている. そこで,わが国では保健機能食品制度を2001年4月にスタートした. サプリメント (Dietary Sapplement) とは,食事を補

保健機能食品 = 特定保健用食品 + 栄養機能食品

表1-3　食品の三次機能の例

機　能	原料食品	成　分
マクロファージを活性化して免疫作用増強	牛　乳	カゼインのオリゴペプチド
インスリン作用増強	大　豆	グリシニン
アドレナリン作用, 体脂肪燃焼	とうがらし	カプサンチン
脳神経鎮静	牛　乳	オピオイドペプチド
血圧降下	牛　乳	カゼインのオリゴペプチド
コレステロール低下	大　豆	グリシニン由来のペプチド
カルシウム吸収促進	牛　乳	カゼインのポスフォペプチド
抗酸化作用・活性酸素抑制	赤ワインなど	ポリフェノール
抗腫瘍作用	緑黄色野菜	α-カロテン, β-カロテン
整腸作用, 大腸がん抑制	穀物, 野菜, 海藻	食物繊維
有益な腸内細菌(ビフィズス菌)を増やす	大豆, イヌリンなど	大豆オリゴ糖, フラクトオリゴ糖

うものという意味である．1994年にアメリカで成立したDSHEA（栄養補助食品・健康・教育法）では，サプリメントは，錠剤・粉末・ソフトジェル・カプセル・液状などの通常の食品以外の形状のものでハーブ（薬草）・ビタミン・ミネラル・アミノ酸等の有効成分を1種類以上含む栄養補給のための製品と定義している．

　保健機能食品には「栄養機能食品」と「特定保健用食品」の2種類がある（図1-4）．「栄養機能食品」は，潜在的な欠乏症ととり過ぎによる健康被害を防ぐために12種類のビタミンとカルシウム・鉄の2種類のミネラルに限り，1日の上限値と下限値を設け，その基準値内（規格基準型）であるものに一定の機能表示を認めている．しかし，この栄養機能食品を多量に摂取することにより疾病の治癒や健康の増進がされるものではない旨の注意喚起表示をすることも定められている．

　一方，「特定保健用食品」は，従来，特別用途食品の中に位置付けられていたもので，健康強調表示（ヘルスクレイム）が認められた食品である．「栄養機能食品」が規格基準型であるのに対し，食品ごとに審査を受けて許可される個別審査許可制をとっている．特定保健用食品は，明らかに食品形態のものに限られていたが，錠剤や液状などの形状のものも許可されるようになっている．

特定保健用食品についても，もちろん注意喚起表示をすることが決められている．

　保健機能食品を含め，いわゆるサプリメントと呼ばれている食品の中に含まれている成分は，日常の食品にも含まれている．しかし，痩身嗜好，外食頻度の増加やジャンクフードの利用が高まる現代の食生活の状況を考えると日々の食事で1日に必要な栄養素を確保できているとは言いがたい．また，肉体的・精神的ストレスのために，潜在的な栄養素の欠乏症を抱えているひとも少なくないと考えられる．個々の生活スタイルに応じて

ジャンクフード：スナック・清涼飲料水・ファーストフードなど

上記のような食品を上手にとり入れることも一法である．しかし，朝昼夕の3度の食事を規則正しくとることが基本であり，これらの食品はあくまで「補う」ものである．

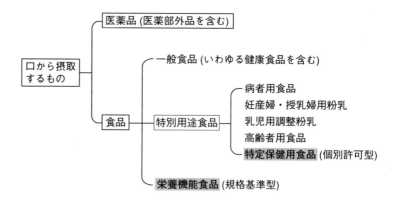

図1-4　保健機能食品の位置づけ

第2章
栄養素と食品

2.1 栄養素と食品群

五大栄養素を含む食品の分類は表2-1-1のようである．糖質，脂質，タンパク質はエネルギー源として，タンパク質，無機質は身体組織をつくる構成素として，ビタミン，ミネラルは様々な生理作用に関与して，生体の機能を調整している．

表2-1-1 五大栄養素と食品群

食品群	食品	主要栄養素	その他の栄養成分	主要栄養素の体内での主な働き
1群	肉・魚・卵・大豆・大豆製品	タンパク質	ビタミンB_2, 脂肪，鉄，リン	筋肉，皮膚，結合組織等，体の構成成分，エネルギー源
2群	牛乳・乳製品・小魚・海藻類	無機質	乳類：タンパク質・ビタミンB_2 海藻：食物繊維・ヨウ素	骨・歯の構成成分 体の各種機能を調節
3群	緑黄色野菜	ビタミン	無機質・食物繊維	体の各種機能を調節
4群	淡色野菜 果物	ビタミン	食物繊維・無機質	体の各種機能を調節
5群	穀類・イモ類・砂糖	糖質	精製度の低い穀物：食物繊維・ビタニンB_1	エネルギー源
6群	油脂類・脂肪の多い食品	脂質	バター：ビタミンA，ビタミンD	エネルギー源

6つの基礎食品群(厚生労働省保健医療局)より改変

2.1.1 エネルギー源としての三大栄養素

エネルギー源になる糖質，脂質，タンパク質は三大栄養素とよばれる．1gあたりのエネルギーは糖質とタンパク質が4 kcal，脂肪が9 kcalである．三大栄養素ではないが，アルコールも1gあたり7 kcalの熱量を持つ（図2-1-1）．エネルギーが必要とされた時，まず，燃料となるのは糖質であり，

Atwaterの係数
糖質：4 kcal/g
脂質：9 kcal/g
タンパク質：4 kcal/g

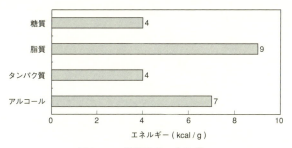

図2-1-1 栄養素のエネルギー

次いで脂肪が利用される．タンパク質は体の構成成分の材料として使われるのが主な目的であるため，熱量としての役目は二次的なものであり，エネルギー源としての割合は大きくない．

2.1.2　3大栄養素からのエネルギーの供給

短時間の激しい運動時のエネルギーは無酸素状態で糖質から供給される．数分以上の軽度〜中程度の強度の運動では，有酸素系による糖質からの補給が行われるようになり，さらに運動が長時間になると脂質からのエネルギー供給が加わる．1時間程度の運動では糖質と脂肪によるエネルギー比が半々になる．さらに運動を続けると，脂肪からの供給が多くなり，最終的には脂肪からの供給が80％を超えるようになる(図2-1-2)．

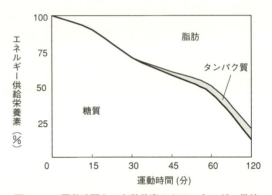

図2-1-2　運動時間と3大栄養素からのエネルギー供給

2.1.3　望ましいエネルギーバランスにするための食品群別摂取量の目安

日常生活において望ましいエネルギー比は糖質が50〜70％，脂質20〜30％，タンパク質12〜15％(20％未満)とされている(図2-1-3)．加齢と共に脂質からのエネルギー比を低くするのがよく，30歳以上では20〜25％

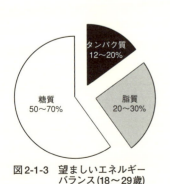

図2-1-3　望ましいエネルギーバランス(18〜29歳)

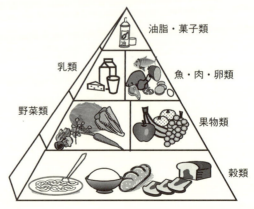

図2-1-4　食品ガイド・ピラミッド(USDA's THE FOOD GUIDE PYRAMID)

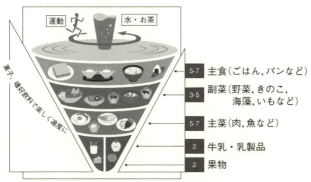
図2-1-5 食品バランスガイド

が良い．エネルギーや栄養素のバランスをとるためには各食品群の食品をどのくらい摂取すればよいかの目安量を表したものにアメリカの食品ガイド・ピラミッドがある（図2-1-4）．これを基に我が国でも食事バランスガイドが作成されている（図2-1-5）．

2.2 糖質（Saccharide）

食品から摂る糖質はその分子の大きさから**単糖類，少糖類，多糖類**に分類することができる．糖質の最少単位を単糖といい，少糖類は単糖が2個～数個より成り，多糖類は単糖が数千～数十万個もつながった巨大分子である．少糖類，多糖類は単糖に消化されてから吸収され，エネルギー源となるので分子の大きさにより，効果の現れる速さに違いがある．糖質を構成する元素はC（炭素），H（水素），O（酸素）である．また糖質には，二糖類のショ糖に代表されるように甘味を示すものが多い（表2-2-1）．

糖質と構造がよく似ているがヒトの消化酵素で消化されず，エネルギー源にならない物質を**食物繊維**とよぶ．糖質と食物繊維は炭素（C）と水（H_2O）の化合物で，$C_m(H_2O)_n$ の形をとるものが多いことから**炭水化物**とよばれる．

炭水化物＝糖質＋食物繊維

2.2.1 単糖類（Monosaccharide）

単糖の種類は多いが，天然の食品や植物に存在するのは炭素（C）数が5個（五炭糖）と6個の単糖（六炭糖）であり，人が食べて利用できるのは炭素数6個のグルコース（ブドウ糖，glucose），ガラクトース（galactose）と果糖（fructose）の3種が中心で，マンノース（mannose）が一部利用される程度である．糖類には立体異性体があるが，天然に存在するのはD型である．

グルコース（ブドウ糖，glucose，$C_6H_{12}O_6$）

ブドウ糖ともいう．糖質のエネルギー代謝の中心となる糖である．緑色

表2-2-1 糖類の甘味度

糖の種類	甘味度(%)
ショ糖	100
β-果糖	180
α-果糖	60
転化糖	130
α-グルコース	74
β-グルコース	49
α-ガラクトース	32
β-ガラクトース	21
マルトース	32
α-乳糖	16
β-乳糖	32

植物の葉緑体で炭酸ガスと水から光合成される物質であるので，ほとんどすべての植物の実や根に貯えられている．グルコースは単糖の形ばかりでなく二糖類や多糖類の構成成分としても存在する．ヒトの血液中には約0.1％のブドウ糖(血糖)が含まれており，細胞へエネルギーを供給している．脳や赤血球のようにグルコースを唯一のエネルギー源とする組識もある．通常，水中では環状構造(ピラノース)をとり，1位の-OHの位置により，αとβの2種類のグルコースが存在する．結晶のα型を水に溶かすと一部がβ型に変化しはじめ，20℃では$\alpha : \beta = 36:64$となったところで平衡状態になる．β型を水に溶かした場合も同様であり，温度によりこの割合が変化する．

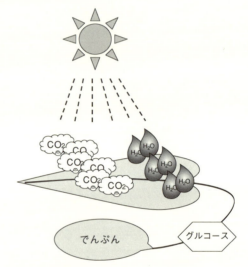

図2-2-1　グルコースの光合成

CS2-2-1　グルコースの化学構造と水中での変化

果糖 (フルクトース fructose，$C_6H_{12}O_6$)

　グルコースに次いで自然の植物界に広く分布する糖であり，甘い果物に多く含まれるところから，果糖とよばれる．単糖としては果物以外に蜂蜜中に多い．二糖類のスクロース(砂糖)の構成糖でもある．β型はα型の3倍の甘さを有し，冷やすとβ型が増える．果物を冷やすと甘く感じるのはこのためである．

ガラクトース (galactose, C₆H₁₂O₆)

ガラクトースは単糖としては食品中に存在しないが，グルコースと結合した乳糖として乳汁中に含まれる．グルコースと構造的によく似ており，4位の-OHの位置が異なるだけである．αとβの2種のガラクトースがあるが，どちらもあまり甘くない．

```
    CHO              CH₂OH
  H—C—OH             C=O
 HO—C—H            HO—C—H
 HO—C—H             H—C—OH
  H—C—OH            H—C—OH
    CH₂OH             CH₂OH
   ガラクトース          果糖
```

CS2-2-2 ガラクトースと果糖の化学構造

2.2.2 少糖類（オリゴ糖，Oligosaccharide）

2個の単糖が脱水縮合（水がとれて2分子が結合）したものを二糖類，3個のものを三糖類という．エネルギー源として重要なのは二糖類のマルトース (maltose)，スクロース (sucrose)，乳糖 (lactose) である．最近，エネルギ

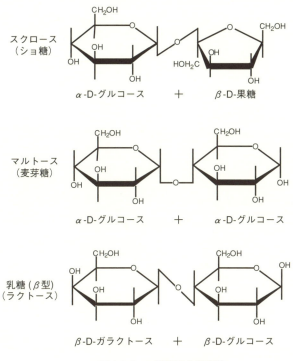

CS2-2-3 二糖類の化学構造

一源以外の目的，すなわち，大腸に棲む有益な腸内細菌を増やす目的で大豆やイヌリンから作ったオリゴ糖が使用されている．

マルトース（麦芽糖，maltose）

グルコースが2個縮合したものである．麦などの種子が発芽する時にエネルギー源として自分の貯蔵デンプンを酵素で分解して作るので麦芽糖の名がある．α型とβ型が存在し，砂糖（ショ糖）の1/3程度の甘さである．食品としてはデンプンを分解して作った水飴があり，キャンデーは水飴を主原料にして作られる．なお，デンプンの分解物として，グルコースが数個つながった少糖類はデキストリンとよばれる．

スクロース（ショ糖，sucrose）

サトウキビやサトウダイコンに多く含まれる糖質で砂糖の成分である．α-グルコースとβ-果糖がそれぞれα，βを示す-OHの位置で縮合しているのでショ糖にはαやβがない．温度により甘さが変化しないので，甘さの基準として用いられる．砂糖の種類は多いが，グラニュー糖，ざらめ，角砂糖などは原料を精製してほぼ純粋なショ糖の結晶にしたものであり，黒砂糖は精製度が80％程度で，カルシウム，カリウム，鉄などミネラル分が多く残っている．

乳糖（ラクトース，lactose）

牛乳中に5％，母乳中に7％含まれる糖である．β-ガラクトースとグルコースが縮合しており，α-乳糖とβ-乳糖がある．乳児は乳糖をよく利用できるが，成人の中には牛乳を飲むと腹部の膨満感や下痢を起こす人がいる．欧米人には少ないが乳類をあまり取らない東洋人には多い症状で，大人になると乳糖を分解する酵素（ラクターゼ）が減少して乳糖が分解されないためにおきる現象であり，**乳糖不耐症**という．このような人のために乳糖を分解した特殊な牛乳も市販されている．また，ヨーグルトは乳酸菌により乳糖がかなり分解されているので，乳糖不耐症には有効である．

2.2.3 多糖類（Polysaccharides）

エネルギー源として重要な多糖類はα-グルコースが多数結合したものである．植物性の貯蔵多糖類としてはデンプン，動物の筋肉細胞や肝臓に貯えられるものとしてグリコーゲンがある．我々が食べてエネルギー源とするのはデンプンであり，食品中に含まれるグリコーゲンは量的に少ないので旨み成分として扱われる程度である．

デンプン（Starch）

植物の種子，根，茎等にエネルギー源として貯えられる貯蔵多糖類であり，米や麦などの穀類には50〜70％含まれる．デンプンはα-グルコースが多数脱水縮合しているが，その形状は2種類あり，鎖状に数千個の分子が結合している**アミロース**と数万個〜数十万個のグルコースが25〜30個

の長さごとに樹枝状に分岐した**アミロペクチン**がある．ウルチ米にはアミロースが約20％，アミロペクチンが80％含まれ，モチ米は全てがアミロペクチンである．同じ米でも品種によりアミロースとアミロペクチンの割合が異なり，これが食味に影響する．例えば日本米（ジャポニカ）に比べてパサパサした感じのする長粒米（インディカ）はアミロース含量が25〜30％と多い．アミロースとアミロペクチンの構造の違いは消化，吸収の速度にも影響し，アミロペクチンの方が早く吸収され，血糖値を早く上昇させる．

ウルチ米：通常の米飯に使用する米，モチ米より粘りが少ない．

グリコーゲン (Glycogen)

　動物が貯蔵多糖類として筋肉細胞や肝臓に貯える多糖類である．ヒトの筋肉に1〜2％，肝臓に2〜10％含まれる．5,000〜500,000個のグルコースから成り，その構造はアミロペクチンに似た網目状構造であるが8〜12個ごとに分岐し，アミロペクチンより分岐が細かい．この構造は速やかに酵素による分解を受けることができ，エネルギー源として利用されるのに都合の良い形である．糖質のエネルギー比が高い食事をとっているスポーツ選手は，トレーニングをしていない人の2倍以上のグリコーゲン（筋肉中約3％）を貯えることができる．グリコーゲンの増加は持久力の向上につながり，特に長時間のスポーツの成績を上昇させる．

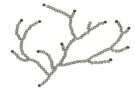

図2-2-2　グリコーゲンの構造

2.2.4　その他の糖

スクロースの仲間

　転化糖　ショ糖に酵素を作用させてα-グルコースとβ-果糖の混合溶液に分解したものである．ショ糖の甘さの約1.3倍であるが1 gあたりのエネルギーは4 kcalで同じである．蜂蜜は蜂が花の蜜を運搬する際にショ糖を口中の酵素によって65〜80％転化糖に分解したものである．

　ブドウ糖果糖液糖，果糖ブドウ糖液糖　缶ジュース，アイスクリーム，冷菓などによく用いられているものである．内容は転化糖と同じであるが原料が砂糖ではなく，とうもろこしなどデンプンを原料にするところが異なる．デンプンをグルコースに分解した後，イソメラーゼという酵素を作用させて半分を果糖に変化させたものである．果糖は低温では砂糖の1.8倍の甘さを持つβ型が多くなるので，冷菓に用いられることが多い．ブドウ糖果糖液糖より果糖の割合が高い果糖ブドウ糖液糖の方がさらに甘く，デンプンを原料とするため，砂糖よりコストが安い．エネルギーは砂糖と同じ1 gが4 kcalである．

オリゴ糖の仲間

　オリゴフルクトース　ダリヤ，きくいもなどの根茎に含まれるイヌリンは果糖が直鎖状につながったもので，ヒトの消化酵素はこれを分解することができない．しかし，これを2〜20個の鎖に分解してオリゴ糖としたオ

リゴフルクトースは水に溶けて甘味を有し，人が食べた場合，消化されないで大腸まで運ばれ，そこに生息する有益な腸内細菌（ビフィズス菌）に利用される．ビフィズス菌がオリゴ糖によって増殖すると他の有害な細菌を抑制し，腸内が健康な状態となり，便通が良くなり，大腸ガンの予防にもなる．ビフィズス菌がオリゴフルクトースを分解して酢酸，酪酸などの短鎖脂肪酸を作るので，オリゴフルクトースは1gあたり1kcal程度の熱量になる．

カップリングシュガー　虫歯になりにくい（難う蝕性）甘味料として開発されたオリゴ糖で，ショ糖のグルコース分子にさらに数個のグルコースを結合させたものである．歯にくっつきやすいガムやキャンデーに利用されているがエネルギーは砂糖と同じである．

パラチノース　カップリングシュガーと同様，難う蝕性のオリゴ糖である．ショ糖のグルコースと果糖の結合部位を変え，α-1,6結合としたものである．ガムやキャンデーに利用されている．エネルギー量は砂糖と同じである．

2.2.3　グリセミック・インデックス（Glycemic Index ; GI）

同じ量の炭水化物を摂取しても食品によって血糖値の上がり方が異なることは以前から経験的に知られていたが，1981年ジェンキンスらにより証明された．それらを数値化したのがGI値である．GI値は数字が低くなるほど糖質が消化・吸収されて，血液中に出てくるまでの時間が遅いことを示している．GI値が低い食品は糖尿病，肥満の予防効果があるところから注目されている．これによると大豆のように食物繊維を含む食品や消化酵素に影響を及ぼす物質などを多量に含む食品が低い傾向にある．

1981年にジェンキンスらが，健常者に同一量の糖質を含む62種類の食品を摂取させ，食後2時間までの血糖曲線下面積を算出し，それぞれを基準食品と比較して，食品により血糖値に及ぼす影響が異なることを科学的に証明した．

GI値：基準となる食品とある食品を同量摂取した後の血糖値の上がり方を比較した値．具体的には糖質50gを含有する食品摂取後2時間までの血糖曲線下面積/糖質50gを含有する基準食品（ブドウ糖，白パン，白米ご飯）摂取後2時間までの血糖曲線下面積×100として計算される．

表2-2-2　主な食品のグリセミック・インデックス（GI）

GI*	食品
100%	グルコース
80-90%	コーンフレーク，にんじん，マッシュポテト，ハチミツ
70-79%	あわ，白米，じゃがいも
50-59%	そば，スパゲティ（精製したもの），スイートコーン，ふすま，えんどう豆（冷凍），やまいも，ポテトチップ
40-49%	スパゲティ（精製していないもの），オートミール，さつまいも，えんどう豆（乾燥），オレンジ
30-39%	ひよこ豆，りんご，スキムミルク，牛乳，ヨーグルト，トマトスープ
20-29%	いんげん豆，そら豆
10-19%	大豆，ピーナツ

*GI: 炭水化物50gを含む食品を食べ，血糖値下面積をグルコースと比較

> **エネルギーと糖質のまとめ**
>
> 1. エネルギー源となるのは，糖質，脂質，タンパク質で1gあたりのエネルギーはそれぞれ4 kcal, 9 kcal, 4 kcalである．脂質のエネルギーが最も大きい．エネルギー代謝の中心は糖質であり，脂質は糖質の代謝があって燃焼できる．タンパク質はまず，体の構成成分に使用されるので，エネルギー源としては糖質や脂質が不足した時や激しい運動をした時に使われる．
> 2. 糖質は分子の大きさから，単糖，少糖類，多糖類に分類できる．重要なのは単糖のグルコースでエネルギー源になるすべての二糖類，多糖類に含まれている．ヒトの血液中には約0.1％含まれる．
> 3. エネルギー源として利用される糖質は単糖ではグルコース，ガラクトース，果糖，二糖類では麦芽糖(2分子のグルコースが縮合)，乳糖(グルコースとガラクトース)，ショ糖(グルコースと果糖)，多糖類では植物性のデンプン(グルコースが数千～百万個)，動物性のグリコーゲン(グルコースが数千～数十万個)がある．
> 4. オリゴフルクトース等のオリゴ糖はエネルギー源としては利用できないが，腸内細菌のビフィズス菌を増やし，腸の状態を良くする目的で使われる．

2.3 脂質(Lipid)

脂質は食品中，水に溶けず，アルコールやエーテルなどの有機溶媒に溶けるものをいう．エネルギー源として重要なのは**油脂**とよばれる**中性脂肪**である．油(oil)，脂(fat)という語が示すように，脂肪には液体の油と個体の脂がある．これは脂肪を構成する脂肪酸の種類が多く，脂肪に含まれる脂肪酸の性質によって形状が異なるためである．脂肪は1 gの熱量が9 kcalと大きく，熱源としてはすぐれているが，嗜好のままに食物を選択するととりすぎになりやすい栄養素でもある．食品中の脂肪含量はわからないことが多く，高脂肪と低脂肪のアイスクリーム，赤身肉と霜降り肉のステーキを食べ比べるとよくわかるように，脂肪の多い方が我々の舌にはマイルドにおいしく感じる．人類の数百万年にわたる歴史の中では，飢餓との戦いの時代が大部分を占め，過食や肥満という昨今の状況はきわめて短期間の現象であるため，生き残るための本能が高カロリーのものを優先して摂取しようとして脂肪をおいしいと感じさせるのではないかと考えられる．嗜好で食べ物を選ぶと脂肪の摂取は多くなることが予想できる．脂肪のエネルギー比は20～30％が望ましいとされており，動物性脂肪が多い

と欧米諸国のように心臓疾患やある種のガンの罹患率が高くなる事がわかっている．ところが，国民健康・栄養調査によると近年，脂肪のエネルギー比は若い年令層で25％を超えており，取りすぎの傾向にある．脂肪を構成する脂肪酸のバランスも大切であるところから，食品中に含まれる脂肪酸の特徴を学び，脂肪の質と量に注意して食品を選ぶことが必要となる．

2.3.1 単純脂質 (Simple lipid)

脂肪酸とアルコールのエステルをいう．アルコールとしては通常グリセロール (グリセリン) である．

油脂 (oil and fat)

中性脂肪もしくは**トリグリセリド**という．食品中のものは大部分が1分子のグリセロールに3分子の脂肪酸が結合している．脂肪酸の種類によって液体(油)であったり，固体(脂)であったりする．

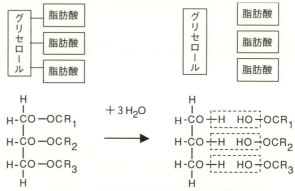

CS2-3-1　トリグリセリド(中性脂肪)の化学構造

ロウ (wax)

脂肪酸と高級 (炭素数の多い) アルコールのエステル．食品ではリンゴやブドウの果皮に含まれる．エネルギー源にはならない．

2.3.2 複合脂質 (Complex lipid)

脂肪酸とアルコールのエステルにリン酸，窒素化合物，糖などを含むものをいう．リン脂質の**レシチン**は大豆や卵黄に含まれ，水と油を乳化させる作用があるのでマヨネーズやアイスクリームに使用される．ガラクトースやグルコースを含む糖脂質のセレブロシドは神経組織の成分である．

$$R_1-\overset{O}{\overset{\|}{C}}-O-CH_2$$
$$R_2-\overset{O}{\overset{\|}{C}}-O-CH$$
$$CH_2-O-\overset{}{\underset{OH}{P}}-OCH_2CH_2N^+(CH_3)_3$$

CS2-3-2　レシチンの構造

2.3.3 ステロール類 (Steroid)

ステロイド骨格を持つものも水に溶けないので脂質に分類される．ステロール類に分類されるものとしてはきのこや酵母に含まれるプロビタミンD_2（エルゴステロール），ウナギやカツオに多く含まれるプロビタミンD_3

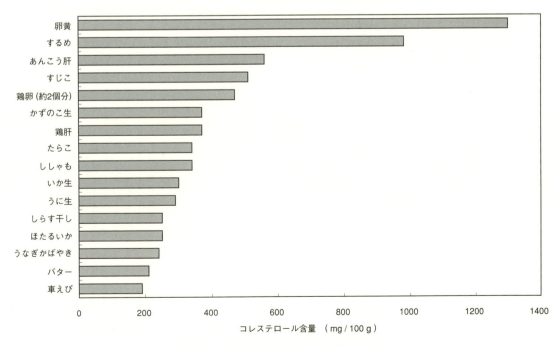

CS2-3-3 コレステロール関連物質の化学構造

図2-3-1 コレステロールを多く含む食品

(7-デヒドロコレステロール)，卵黄，すじこ，かずのこ等に多く含まれるコレステロール等がある．コレステロールはステロイドホルモン (副腎皮質ホルモン，性ホルモン)，胆汁酸などの材料として重要な物質であるので肝臓でも生合成されているが，血中コレステロールが高い場合には食品からの摂取量を1日300mg以下にする方が良い．図2-3-1にコレステロールを多く含む食品を示した．

2.3.4 脂肪酸 (Fatty acid)

脂肪酸は炭化水素 ($-CH_2-$) が直鎖状に並び，末端にカルボキシル基 (-COOH) を持つものである．食品中に含まれる主な脂肪酸は炭素 (C) 数が4個から24個が多く，大部分が偶数個である．炭素の鎖が水素 (H) で飽和されている**飽和脂肪酸**と二重結合をもつ**不飽和脂肪酸**に大別でき，不飽和脂肪酸はその二重結合の数によって，1個のものを**一価不飽和脂肪酸**，2個以上のものを**多価不飽和脂肪酸**という．飽和脂肪酸は鎖が長くなる程，融点が高くなる性質があるので，室温では固体であることが多い．例えばC数4個の酪酸の融点は-7.9℃であるが16個のパルミチン酸は63.1℃で，これを多く含む牛脂は固体である．不飽和脂肪酸は二重結合の数が増える程，融点が下がり，液状であることが多い．紅花油や菜種油などの植物油には二重結合が2個のリノール酸が多く含まれる．飽和脂肪酸の結合は安定であるが，不飽和脂肪酸は不安定であるので，光，熱，金属などによって酸化されやすい．不飽和脂肪酸が多く含まれる液状の植物油や魚油は取り扱いに注意が必要であり，食べた後も体内での酸化が起きないよう不飽和脂肪酸の摂取量に応じて抗酸化作用のあるビタミンEの摂取が必要となる．

脂肪酸の表示方法：例えば C20：4は炭素数が20，2重結合が4個の脂肪酸を表す．

2.3.5 不飽和脂肪酸 ──シス型とトランス型──

2重結合部位で同じ方向に折れ曲がっているものをシス型，反対向きに曲がっているものをトランス型という．2重結合がない飽和脂肪酸やトランス型は棒状であるが，シス型のものは大きく曲がった構造をとることになる．天然の不飽和脂肪酸はほとんどがシス型である．マーガリンやショートニングは植物油に水素ガスを吹き込み，不飽和脂肪酸を飽和脂肪酸に変えて (油を硬化して) 作られるが，その際，一部の不飽和脂肪酸はトランス型になる．

近年，トランス型脂肪酸の毒性についての論議が高まってきた．トランス型のリノール酸は必須脂肪酸のリノール酸としての働きはできないうえ，天然のリノール酸と形がよく似ているため，かえってリノール酸の吸収や機能を妨害することもあり，さらに，その性質は飽和脂肪酸に類似し

牛のような反すう(芻)動物では，トランス型が胃中の微生物により合成されるので，肉や乳脂肪には少量含まれている．

マーガリンやショートニングなどには0.1～40％の割合で含まれている．したがって，マーガリンやショートニングを使用して作られたパンやケーキなどから多くのトランス型脂肪酸が検出されている．

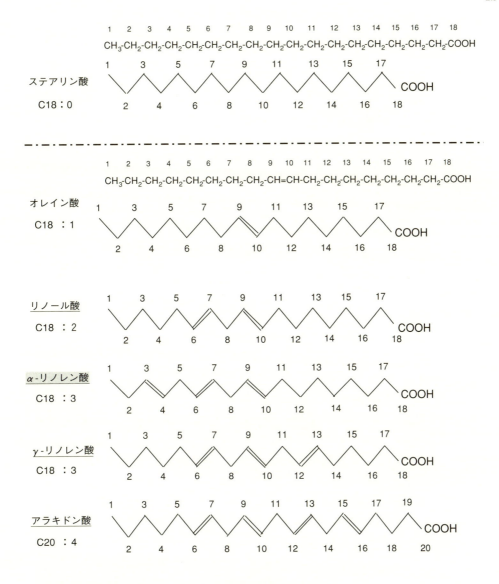

必須脂肪酸はアンダーラインで，n-3系不飽和脂肪酸はアミ点を付した．
なお，天然の不飽和脂肪酸はシス型であるが，ここにはすべてトランス型で描いた．

CS2-3-4 脂肪酸の化学構造

ていることから，LDL-コレステロールの増加とHDL-コレステロールの低下により，虚血性心疾患への影響が考えられることや，細胞膜成分として使われた場合もその構造の相違から膜の強度の低下が懸念されている．植物油から作られたマーガリンはリノール酸を含み，バターより健康に良いといわれ，広く使用されてきたが，トランス型脂肪酸の問題が明らかになってからマーガリンとバターでは栄養学的には優劣つけ難いことになった．

トランス型脂肪酸は総エネルギーの2％以下が推奨されている．

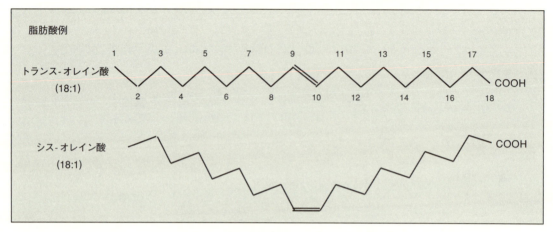

CS2-3-5 不飽和脂肪酸のシス型とトランス型

必須脂肪酸（Essential fatty acid）

 細胞膜の成分やプロスタグランジンの材料として必須であるが，人体では合成できず，食品からとらなくてはならない脂肪酸，**リノール酸，α-リノレン酸，アラキドン酸**を必須脂肪酸と呼ぶ．すべて多価不飽和脂肪酸である．二重結合の位置によって**n-6系脂肪酸**（CH_3側，すなわち-COOHと反対側から数えて最初の二重結合が6番目にあるもの）と**n-3系脂肪酸**（同様にCH_3側から数えて最初の二重結合が3番目にある）に分けられる．体内で両者は別々の代謝を行うので，両系とも必要である．その必要量は全エネルギー量の3％程度でよいとみられている．必須脂肪酸が欠乏するとウロコ状皮膚，脱毛，傷の治癒の遅延等がおきる．

n-6系の脂肪酸

 代表的なものがリノール酸で，植物油に多く含まれる脂肪酸である．血中コレステロールを減少させ，冠動脈疾患を減少させる．

 リノール酸（Linoleic acid，C18:2）　紅花（サフラワー）油に特に多く(80％)含まれる脂肪酸で，生体では主に細胞の膜成分として存在する．コレステロールとエステル結合をして運搬する作用があり，リノール酸の摂取は血中コレステロールを減少させる．体内ではリノール酸（C18：2）→γ-リノレン酸（C18：3）→アラキドン酸（C20：4）と代謝される（CS2-3-4参照）．

 アラキドン酸（Arachidonic acid，C20:4）　食品中にはほとんど含まれていない．リノール酸を摂取すると，リノール酸から代謝され体内ででき，細

プロスタグランジン： 炭素数20の脂肪酸から組織で合成され，血圧，血小板凝集，子宮収縮などさまざまな生理活性を有する一群のホルモン様物質をいう．

リノール酸：
LDLを減少させるが，HDLも減少させる．

LDL： 低密度リポタンパク，コレステロールを多く含む（p.71参照）

HDL： 高密度リポタンパク，組織からコレステロールを運搬し，冠動脈疾患を減少させる．（p.71参照）

胞の膜に存在する．炭素数が20の脂肪酸は**プロスタグランジン**等ホルモン様物質に変化して，血圧，血小板凝集，子宮収縮，気管支収縮などさまざまな生理活性の調節を行う．アラキドン酸由来のプロスタグランジンは血圧を下げ，血小板凝集を阻害するが，血小板凝集作用のあるトロンボキサンも生成する．高齢になるとトロンボキサンの働きが強くなり，血栓症，狭心症，気管支喘息などが現れやすくなると考えられている．

n-3系の脂肪酸

α-リノレン酸（α-linolenic acid，C18:3） 特に多く含むのはしそ（えごま）油で50～60％，なたね油に10％，大豆油に7～8％含まれる．n-3系の脂肪酸は体内でα-リノレン酸（C18：3）→イコサペンタエン酸（C20：5）→ドコサヘキサエン酸（C22：6）と代謝され鎖が長くなっていく（CS2-3-4参照）．

n-3系のイコサペンタエン酸とドコサヘキサエン酸は必須脂肪酸に準じて必要とみなされている．

イコサペンタエン酸（IPA: Icosa pentaic acid，**エイコサペンタエン酸**：EPA: Eicosa pentaic acid，C20:5） イコサペンタエン酸の名前の由来はギリシア数字であり，イコサ（エイコサ）は20，ペンタは5，エンは2重結合を意味する．すなわち，炭素数20で2重結合が5個の脂肪酸という意味である．水棲動物に多く含まれ，陸の動植物には含まれない脂肪酸である．イヌイットの人々は魚やアザラシを常食にするので血液や細胞の膜にアラキドン酸よりイコサペンタエン酸が多く含まれている．その人達の血液は固まりにくく出血しやすいという欠点はあるが，血栓症や心臓病が少ないことが報告されて以来，この脂肪酸が注目されるようになった．炭素数20のイ

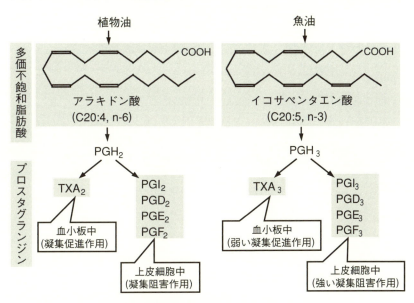

CS2-3-6　多価不飽和脂肪酸とプロスタグランジン

コサペンタエン酸からできるプロスタグランジンは血小板凝集作用がなく，トロンボキサンの血小板凝集作用も弱いためである．

ドコサヘキサエン酸（DHA: Docosa hesaic acid，C22:6）　ドコサは22，ヘキサは6を意味する．IPAより炭素の鎖が2個長く，2重結合も1つ多い．DHAはEPA同様魚介類に含まれる脂肪酸であるが，体内でもα-リノレン酸→EPAの代謝経路で作られる．脳内のリン脂質の脂肪酸は大部分がDHAであり，脳には特に食品からのDHAがとりこまれやすい．DHAは神経組織や網膜細胞の成分となり，動物実験では学習機能に関係するといわれている．母乳にも初乳にはDHAが含まれている．妊娠期，授乳期にはDHAを含む食品の適切な摂取が望ましい．

食品中に含まれる脂肪酸の特徴

乳脂肪，獣脂，植物油，魚油など油脂食品中の脂肪酸組成は異なるので，摂取脂肪酸のバランスをとるためには，それらの特徴を知っておくことが必要である．

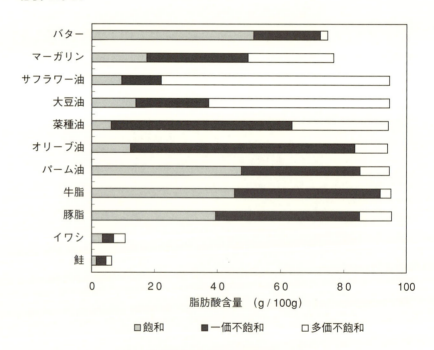

図2-3-2　各種食品中の脂肪酸量とその性質

植物油

一般の植物油　わが国で多用されている大豆やなたね等の種子に含まれる油はリノール酸のような多価不飽和脂肪酸が約80％，一価不飽和脂肪酸が10％，飽和脂肪酸は10％程度である．サラダ油，天ぷら油はこのような種子の油を混合して製造されている．サラダ油は天ぷら油の中から，冷やした時に固体になり濁りをつくるような飽和脂肪酸を除去（ウインタ

ーリング) したものである.

しそ油 (亜麻仁油) 近年注目されている油で,他の植物油に比べて α-リノレン酸含量が特に多い.

オリーブ油 一価不飽和脂肪酸のオレイン酸を多く含む植物油として最近注目され,使用量が増加している.

やし油 植物でもヤシ油,パーム核脂は飽和脂肪酸を多く含み(約90%),乳脂肪に良く似た性状を示すところから,乳脂肪のかわりにコーヒー用やケーキ用のクリームの代替品として使用されている.これを用いたアイスクリームのコピー食品としてラクトアイス,アイスミルクがある.

動物性油脂

乳脂肪 バターは牛乳の脂肪分であり,他の脂肪食品に比べて鎖の短い飽和脂肪酸が多いのが特徴である.飽和脂肪酸:一価不飽和脂肪酸はほぼ7:3であり,多価不飽和脂肪酸はほとんど含まない.

獣脂 牛脂,豚脂 (ラード) はC16,C18の飽和脂肪酸を多く含むので常温では固体である.飽和脂肪酸と一価不飽和脂肪酸はほぼ同量含まれており,多価不飽和脂肪酸は少ない.豚脂の方が牛脂に比べてリノール酸など多価不飽和脂肪酸の割合が多いので,脂は柔らかく,加熱後冷めても固まりにくい.

魚油 川や海に棲む魚類,哺乳類には,陸の動物とは異なった脂肪酸組成をしている.多価不飽和脂肪酸のイコサペンタエン酸,ドコサヘキサエン酸を含み,これらはイワシやサンマ等背の青い赤身の回遊魚に多い.魚油は飽和脂肪酸:一価不飽和脂肪酸:多価不飽和脂肪酸=1:1:1である.

2.3.6 不飽和脂肪酸を含む食品に関する注意

油脂の自動酸化

不飽和脂肪酸を多く含む油脂が空気中の酸素により酸化され,においや色がついたり,粘度が増すことを油の酸敗という.これは二重結合の部分が不安定で酸化を受けやすいためにおきる.この酸敗は光線,金属 (鉄,銅),温度等により促進される.このような油脂を食べると下痢等を起こすので,不飽和脂肪酸を多く含む魚油や植物油の保存や取り扱いに注意する.魚油の酸化は冷凍中でも進むので,油の多い魚の冷凍保存は3ヵ月以内を目安とする.干物など魚介の加工品にも注意が必要である.例えばしらす干しや煮干しが古くなると腹部が黄色〜赤色に色がつくが,これは腹部に多い脂肪が酸化されたもので油やけという.

植物油等はできるだけ空気と接触しないように細口の褐色ビンや缶にいれて低温で保存する.

2.3.7 脂質の望ましい摂取バランス

脂肪の摂取については全エネルギーに占める割合 (エネルギー比),必須脂肪酸の割合,各種脂肪酸のバランスについて以下のようなバランスをと

るのが良いとされている．
① 20歳代の成人のエネルギー比は20〜30％，30歳以上は20〜25％，とする．
② n-6系脂肪酸の目標量は，成人で10 g，n-3系脂肪酸は約2 g以上摂取するのが望ましい．
③ 飽和脂肪酸のエネルギー比は成人で4.5％以上7.0％未満とする．

これらの条件を充たすためにはどのように食品を選べばよいかについて2000 kcalの場合を例にとり述べる．

①まず，脂肪の総量を求める．全エネルギーの25％とすると，2000×0.25 = 500（kcal），脂肪1 gは9 kcalとして500÷9 = 55.6 (g)，総量は56 gとなる．

次いで②，③の2つの条件を充たすためには，畜産品の脂：植物油：魚油の割合を4：5：1にすればよいといわれている．計算法は魚油が全体の1/10であるから，まず，総量の1/10を魚油にとり，畜産品の脂はその4倍，植物油は5倍にすればよい．そこで2000 kcalの場合では，魚油は5.6 g，畜産品からの脂肪はその4倍で22.4 g，植物油は5倍で28 gとなる．ここで，この計算で本当に②，③の条件が充たされているかを確かめてみよう．

畜産品として，脂肪含量が約20％の和牛リブロース（脂身なし）を100 g，植物油としてオリーブ油10 g，マーガリン10 g，調合油10 g，魚油を含むものとして鮭を80 g（約1切れ）を使用した場合，各脂肪酸含量は下表のようである．この場合，n-6系は8 g，n-3系は2 gであり，飽和脂肪酸のエネルギー比は6.4％であり，すべて望ましい値であることがわかる．

このように，脂肪は取りすぎず，脂肪酸のバランスも望ましい割合で摂取したいものである．

表2-3-1 総エネルギー2000kcalにおける望ましい脂肪摂取の例

食品		脂質(g)	飽和脂肪酸(g)	一価不飽和脂肪酸(g)	多価不飽和脂肪酸(g)		
					合計	n-6系	n-3系
和牛リブロース	100g	22.6	9.13	10.69	0.34	0.34	0.00
調合油	10g	10	1.18	3.34	4.94	4.11	0.83
オリーブ油	10g	10	1.23	7.12	1.05	0.98	0.08
マーガリン	10g	8.2	1.77	3.22	2.70	2.49	0.21
鮭	80g	4.2	0.84	1.64	1.00	0.07	0.92
合計		55.0	14.15	26.01	10.03	7.99	2.04

┌─ **脂質のまとめ** ─────────────────────────┐

　脂肪 (トリグリセライド) は1分子のグリセロールに3分子の脂肪酸がエステル結合している.

1. 　脂肪酸は二重結合の数によって, 飽和脂肪酸, 一価不飽和脂肪酸, 多価不飽和脂肪酸の3種に大別できる. 飽和脂肪酸は安定であるが, 二重結合が多くなる程不安定で酸化されやすくなる. 飽和脂肪酸が多い脂は常温で固体であり, 不飽和脂肪酸が多い油は液体である. 不飽和脂肪酸の摂取量によって酸化を防ぐビタミンEも多く必要になる.

2. 　人体では合成できないので, 食物から摂取しなくてはならない必須脂肪酸は多価不飽和脂肪酸のリノール酸 (n-6系, C18:2), リノレン酸 (n-3系, C18:3), アラキドン酸 (n-6系, C18:4) である. 魚油に含まれるイコサペンタエン酸 (n-3系, C20:5), ドコサヘキサエン酸 (n-3系, C22:6) は体内でリノレン酸から代謝されて作られるが, 量的に少ないので直接食品からとる方が望ましい. イコサペンタエン酸は血栓症を予防する作用があり, ドコサヘキサエン酸は脳の脂質成分として使われるからである.

3. 　脂肪は全エネルギーの20～30％, 運動時や妊娠・授乳期も20～30％の割合で取るのが望ましく, 飽和脂肪酸の取りすぎは心臓病, ガンなど疾病の罹患率を高める. 食品として畜産品 (肉, 卵, 乳), 植物油, 魚油からの脂肪の摂取を4：5：1にすれば, 脂肪酸のバランスを望ましい割合にすることができる.

4. 　リノール酸に代表されるn-6系脂肪酸は10g未満, n-3系脂肪酸は2g以上摂るのが望ましい.

└──────────────────────────────┘

2.4　タンパク質 (Protein)

　タンパク質が私たちの体にとって最も重要な成分である. その語源のギリシア語のProteuoは「第一に重要であるもの」を意味する言葉である. タンパク質は体重の約20％含まれ, 筋肉, コラーゲン, 皮膚, 血液, 爪, 毛髪など, 体のあらゆる所に形を変えて構成成分として存在する. また, 人体のさまざまな反応を行う酵素タンパク質やホルモン, 物質の輸送, 免疫物質などその働きは多岐にわたっている. Proteuoは変幻自在に姿を変えるギリシア神, Proteus (プロテウス) のようでもあると言われるのも納得できる. 髪の毛や爪が伸びたり, 古くなった皮膚が垢として剥がれ落ち,

下から新しい皮膚ができていることは目で見て実感できるが，このようなタンパク質の代謝は体内の肝臓や腎臓などの臓器においても盛んに行われている．血液中の赤血球は約120日毎に壊されて新たに作られている．体タンパク質の代謝産物は尿，糞便，汗などとして捨てられている．私たちの体は成長が止まると，何ら変化していないかのような錯覚を受けるけれども，毎日，重要なタンパク質の成分を一部分ずつ作り直しているのである．

タンパク質は20種類のアミノ酸を構成単位とする高分子物質であり，食物から摂取したタンパク質は体内でアミノ酸にまで消化・吸収されてヒト型の様々なタンパク質に再合成される．そこで，それらの材料を毎日の食事から供給する必要がある．特に体内で生合成できない必須アミノ酸が欠乏すると，そのアミノ酸を含むすべてのタンパク質の合成が止まるので成長不良など重篤な欠乏症が引き起こされる．一方，タンパク質のとり過ぎもカルシウムの吸収を阻害することがあり，1日に100 g（体重kg当たり2 g）を超える摂取はよくないと考えられている．

タンパク質の性質

タンパク質は20種のアミノ酸から構成されており，構成元素はC，H，O以外にN（窒素）を含むことが特徴である．タンパク質の定量の際にはNを測定する．Nはタンパク質中，約16％含まれている．

2.4.1 アミノ酸

同一の炭素（C）原子にアミノ基（$-NH_2$）とカルボキシル基（-COOH）の両方を持つものをアミノ酸という．炭素は手が4本なので，残りの2本のうち1本は水素（H）と結合し，最後の1本だけが異なった側鎖Rと結合している．したがって，20種のアミノ酸は側鎖Rの部分が異なるだけである．例えばRが-Hのものをグリシン，$-CH_3$のものをアラニンとよぶ．20種のアミノ酸のうち，ロイシン，イソロイシン，メチオニン，スレオニン，バリン，フェニルアラニン，トリプトファン，リジン，ヒスチジンの9種は体内で合成できないか，合成速度が遅いので食物から摂取しなくてはならないアミノ酸で必須アミノ酸という．その他のアミノ酸はグルコースや他のアミノ酸から合成されるので非必須アミノ酸と呼ばれるが，重要でないということではない．特に，システインとその酸化体のシスチンのイオウ原子はメチオニンのイオウ原子の材料であり，チロシンはフェニルアラニンから合成されるので，これらの非必須アミノ酸は後二者の必須アミノ酸の節約効果をもっている．

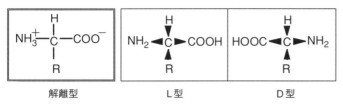

CS2-4-1 アミノ酸の一般化学構造と立体異性体

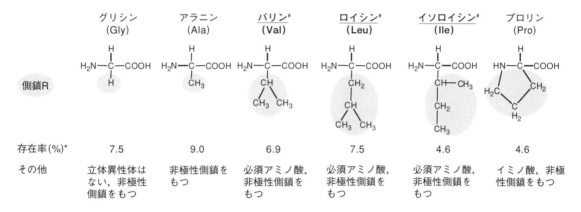

CS2-4-2 側鎖Rによるアミノ酸の分類 (1)

\# : 分岐鎖アミノ酸
　バリン
　ロイシン
　イソロイシン

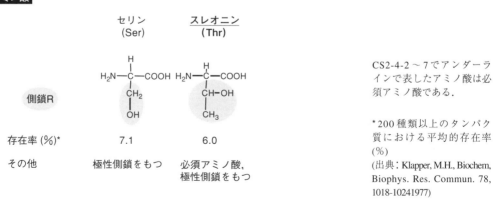

CS2-4-2～7でアンダーラインで表したアミノ酸は必須アミノ酸である．

*200種類以上のタンパク質における平均的存在率 (%)
(出典：Klapper, M.H., Biochem, Biophys. Res. Commun. 78, 1018-10241977)

CS2-4-3 側鎖Rによるアミノ酸の分類 (2)

第2章 栄養素と食品

含硫アミノ酸

	システイン(Cys)	シスチン(Cys-Cys)		メチオニン(Met)
側鎖R	(構造式)	(構造式)		(構造式)
存在率(%)*	2.8			1.7
その他	Metの合成材料、極性側鎖をもつ	システインが2個、S-S結合したもの		必須アミノ酸、非極性側鎖をもつ

CS2-4-4 側鎖Rによるアミノ酸の分類(3)

芳香族アミノ酸

	フェニルアラニン(Phe)	チロシン(Tyr)	トリプトファン(Trp)
側鎖R	(構造式)	(構造式)	(構造式)
存在率(%)*	3.5	3.5	1.1
その他	必須アミノ酸、非極性側鎖をもつ	Pheから生合成、極性側鎖をもつ	必須アミノ酸、極性側鎖をもつ

CS2-4-5 側鎖Rによるアミノ酸の分類(4)

酸性アミノ酸とそのアミド

	アスパラギン酸(Asp)	アスパラギン(Asn)	グルタミン酸(Glu)	グルタミン(Gln)
側鎖R	(構造式)	(構造式)	(構造式)	(構造式)
存在率(%)*	5.5	4.4	6.2	3.9
その他	極性側鎖をもつ	Aspのアミド化物、極性側鎖をもつ	極性側鎖をもつ	Gluのアミド化物、極性側鎖をもつ

CS2-4-6 側鎖Rによるアミノ酸の分類(5)

塩基性アミノ酸

	リジン (Lys)	アルギニン (Arg)	ヒスチジン (His)
側鎖R	(構造図)	(構造図)	(構造図)
存在率(%)*	7.0	4.7	2.1
その他	必須アミノ酸, 極性側鎖をもつ	生合成速度小, 極性側鎖をもつ	生合成速度小, 極性側鎖をもつ

CS2-4-7 側鎖Rによるアミノ酸の分類(6)

2.4.2 ペプチド

アミノ酸がペプチド結合 (-CO-NH-) で2個以上結合したものをペプチドという．アミノ酸の結合数が多くなり，11個以上の大きな分子ではポリペプチド，70〜100個以上で分子量が1万を超えるようなものをタンパク質と呼ぶ．ペプチドホルモン（例えばアミノ酸51個のインスリン，29個のグルカゴン）や合成甘味料のアスパルテーム（2個）などが代表的なペプチドである．

2.4.3 タンパク質の構造

20種類の異なるアミノ酸を100個以上組み合わせる方法は，ほぼ無限にあり，その配列方法により定まった立体構造を持つのでタンパク質の構造もほぼ無限にあるといえる．

一次構造 1個のアミノ酸をビーズ玉に例えれば，20色のビーズの配色を考えて糸に通したものに例えることができる．配色というのは，そのタンパク質特有の決まったアミノ酸配列であり，遺伝子によって並び方が決定されている．同じカゼインというタンパク質でも，ヒトと牛ではそのアミノ酸配列が部分的に異なる．

二次構造 ビーズの糸は真っ直ぐに伸びることはできず，細かく螺旋をえがいたり，ジグザグ状に折り畳まれたりする．これはペプチド結合の -NH- が他のペプチド結合の -CO- と水素結合をするためである．またシス

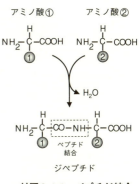

付図2-4-1 ペプチド結合

テインがジスルフィド (-S-S-) 結合して橋をかけると，ビーズは曲がり，固定される．このようなタンパク質の部分的な立体構造を二次構造といい，そのタンパク質の機能と密接に関係する．

三次構造　特異的な二次構造をもつアミノ酸の鎖が一定の形で立体的に配置された構造をタンパク質の三次構造という．

四次構造　三次構造を持つポリペプチド (サブユニット) がさらに数個集まり，大きな分子を作ることをいう．血液中のヘモグロビンは4個のサブユニットからできている．

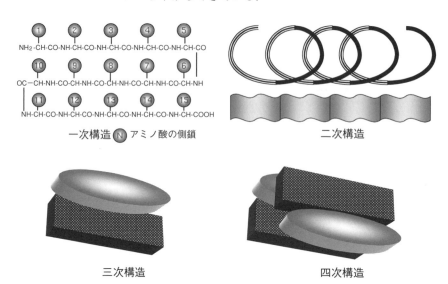

図 2-4-1　タンパク質の構造

2.4.4　タンパク質の変性

タンパク質は熱や酸に弱く，これらによって簡単に構造が壊れてしまう．このような変化を変性という．生の卵をゆでたり，焼いたりした時の変化がそうである．変性したタンパク質は，生理機能を失うが，消化酵素の作用は受けやすくなる．

2.4.5　タンパク質の栄養価

ある食品中のタンパク質が栄養的に良質かどうかを知ろうとする時，実験動物による体内への利用度から決める生物学的方法とアミノ酸組成から決める化学的方法がある．

1) 生物学的方法　ラットやマウスに試料タンパクを含む飼料と含まない飼料を与え，摂取N量，糞便中N量，尿中N量を調べる．糞便中Nは吸収されなかったタンパク質由来，尿中N量は，吸収された後，排泄されたタンパク質由来と想定して計算する．

① 　生物価 (Biological Value; BV)

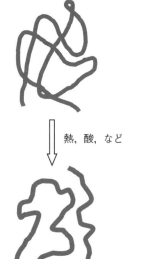

図 2-4-2　タンパク質の変性

2.4 タンパク質

表2-4-1 主な食品のアミノ酸組成とアミノ酸価

食品名 (成人の必要量mg/kg)	必須アミノ酸含量 (mg/g 可食部の窒素)									アミノ酸価
	イソロイシン (23)	ロイシン (36)	リジン (30)	メチオニン[a] (13)	フェニルアラニン[b] (27)	スレオニン (16)	トリプトファン (4)	バリン (18)	ヒスチジン (—)	
評定パターン[c]	250	440	340	220	380	250	60	310	—	基準
人 乳	300	580	380	230	480	250	85	330	150	100
牛 乳	340	620	520	230	540	260	83	410	180	100
鶏 卵	340	550	450	370	580	290	94	420	160	100
牛 肉 (和牛)	300	540	590	260	470	300	71	310	260	100
鶏 肉 (むね)	320	530	600	250	480	300	76	330	340	100
豚 肉 (ロース)	310	510	570	250	470	290	76	330	320	100
まいわし	290	490	560	240	470	260	70	330	320	100
さ け	280	470	550	260	460	260	70	330	320	100
た い	300	510	600	260	460	290	68	340	170	100
くるまえび	220	410	460	210	410	210	54	__230__	120	74
白 米	250	500	__220__	290	580	210	87	380	170	68
小麦粉	220	430	__140__	260	480	170	63	250	140	41
とうもろこし	240	960	__110__	320	590	200	33	330	190	32
じゃがいも	200	__300__	340	180	430	200	75	330	110	68
あずき	270	480	450	200	510	__210__	64	320	200	84
だいず	290	470	390	__190__	540	230	79	300	170	86

a: メチオニン+システイン+シスチンの合計量
b: フェニルアラニン+チロシンの合計量
c: 一般用 (1973年 FAO/WHO)
アンダーラインは第一制限アミノ酸を示す

BV＝(体内保留N量／吸収N量)×100

吸収N量＝摂取N量－(糞便中N量-無タンパク食での糞便中N量)

体内保留N量＝吸収N量－(尿中N量-無タンパク食での尿中N量)

②正味タンパク質利用効率 (Net Protein Utilization; NPU)

NPU＝(体内保留N量／摂取N量)×100

BVとNPUの違いは消化・吸収率である．BVの分母には消化・吸収率が見込まれているので，BVの方がNPUより値が大きい．NPUはBVに消化・吸収率を掛けたものである．

2) 化学的方法 試料タンパク質の必須アミノ酸組成を化学的に分析し，基準アミノ酸組成と比較して最も不足している必須アミノ酸 (第1制限アミノ酸) を調べ，その比率を計算する方法である．なお，基準アミノ酸とは，人間にとって理想的なタンパク質と考えられ基準とするもので，人乳価，卵価では人乳や鶏卵のアミノ酸組成であり，タンパク価やアミノ酸価ではFAO，WHO，UNUで策定されたヒトの必須アミノ酸要求量である．

タンパク価 (Protein score) 1957年にFAOのタンパク質必要委員会が作成した基準をもとに食品の評価をするものである．牛乳中に含まれるトリ

プトファンの含量（90 mg/gN）を基準としてこれを1.0とし，他の必須アミノ酸の割合をその倍数で表した比較タンパク質を基準とするものである．

A／E比（人乳価，卵価）　人乳やニワトリの全卵のタンパク質を理想的なものとし，必須アミノ酸（mg）／必須アミノ酸総量（g）比を基準アミノ酸組成として用いる．

アミノ酸価（Amino Acid Score）　基準アミノ酸組成として，1973年にFAO/WHOの専門委員会がヒトの必要量を基に作成した暫定的アミノ酸評点パターンが一般的に用いられる．1985年，FAO／WHO／UNUは年代区分別に新たなアミノ酸価の基準パターンを示した．表2-4-2に主な食品のタンパク価とアミノ酸価を示した．

これらの値を比べてみると，動物性食品ではほとんどのアミノ酸価が100であり，一般的に動物性タンパク質の方が植物性タンパク質よりも評価が高いことがわかる．また，植物性の穀類の中で白米は小麦やとうもろこしと比べて評価が高い．昔の日本人は主食として白米をたくさん食べることにより，タンパク質を補給してきた．それに加えて，ご飯と味噌汁という組み合わせが行われてきたが，これはアミノ酸組成からみると白米に足りないリジンを味噌の大豆が補い，大豆に足りないメチオニンを白米が補ってタンパク質の栄養価を高めていたということがわかる．

表2-4-2　主な食品のタンパク価とアミノ酸価

	タンパク質を含む食品	タンパク価	アミノ酸価	可食部100 g中の含量（g）
動物性	鶏　卵	100	100	12.3
	牛　肉（和牛・サーロイン）	79 (Trp)	100	18.4
	豚　肉（ロース）	84 (Trp)	100	19.7
	鶏　肉	84 (Trp)	100	22.9
	牛　乳	78 (S)	100	3.3
	まぐろ	78 (Trp)	100	28.3
	あ　じ	78 (Trp)	100	18.7
	いわし	78 (Trp)	100	19.2
	さ　ば	77 (Trp)	100	19.8
	鮭	78 (Trp)	100	20.7
	い　か	56 (Trp)	71 (Val)	15.6
	くるまえび	60 (Trp)	74 (Val)	20.5
植物性	木綿豆腐	67 (Met)	82 (Met)	6.8
	飯（精白米）	81 (Lys)	65 (Lys)	2.6
	食パン	56 (Lys)	44 (Lys)	8.4
	糸引き納豆	70 (Met)	84 (Thr)	16.5
	じゃがいも	67 (Met)	68 (Leu)	2.0
	とうもろこし	37 (Try)	32 (Lys)	8.6

表2-4-3に食品の組み合わせ方によってタンパク質の栄養価が高まる例を示した．パンとコーヒーという組み合わせをパンと牛乳に変えたり，素うどんに卵を1個加えるだけで，タンパク質の量と栄養価が改善されることがわかる．表2-4-4に常用量中のタンパク質含有量を示した．

表2-4-3 食品の組み合わせ方によりタンパク質の栄養価が高まる例

	タンパク質量(g)	アミノ酸価
メニューA		
おにぎり1個(110g)	3	65
食パン1枚とコーヒー	5	44
素うどん1杯	5	41
メニューB		
ご飯(110g)と豆腐入り味噌汁	7	84
食パン1枚と牛乳1本	11	100
月見うどん(うどん＋卵1個)	11	68

表2-4-4 常用量中のタンパク質含量

動物性食品	
肉　類	約20g/赤身肉100g，約18g/脂の多い肉100g
魚　類	約14g/1切れ，頭・骨付の場合は重量の約10％
鶏　卵	約6g/1個
牛　乳	約6g/200mL
植物性食品	
豆　腐	約7g/木綿豆腐100g，約5g/絹ごし豆腐100g
精白米飯	3g/軽く茶碗1杯
食パン	5g/6枚切り1枚
うどん	5g/1玉
じゃがいも	2g/中1個

2.4.6 タンパク質の望ましい摂取量

成人のタンパク質の食事摂取基準は体重1kgあたり0.9gである．平均体重から成人男女ではそれぞれ60g, 50gが推奨量である．筋肉を増強するような場合においても推奨量の2倍量を超えるタンパク質摂取は適当でなく，特に動物性タンパク質の過剰摂取は尿中からカルシムの排泄を促進し，骨粗鬆症の危険性を高めることがわかっている．また，タンパク質の過剰摂取は腎臓の血流量や糸球体のろ過速度を高め，腎臓に負担をかけることになる．高タンパク食では尿が酸性になり，腎臓結石ができやすいともいわれているので，タンパク質はとりすぎないことが大切である．

2.4.7 窒素出納

食事から摂取したタンパク質中の窒素と尿中から尿素（NH_2CONH_2）として排泄された窒素のバランスを窒素出納（摂取量-排泄量）という．窒素出納がプラスになるのは成長期，妊娠時，病気やケガの回復期であり，激しい筋力トレーニングを開始して筋肉細胞のタンパク質が合成されている時にもおきる．マイナスになるのは，タンパク質がエネルギー源として使われている場合であり，絶食中は顕著である．強い運動時にエネルギーが枯渇した場合や，腎臓病等でタンパク質摂取が少ない上にエネルギー不足である場合にも体タンパク質がエネルギー源として使われることになるので，体タンパク質の損失を防ぐためには糖質と脂質の充分な摂取が必要となる．

タンパク質のまとめ

1. タンパク質は20種類のアミノ酸から構成される生体高分子である．
2. アミノ酸は分子中にアミノ基（$-NH_2$）とカルボキシル基（$-COOH$）を持つ．タンパク質はアミノ基に由来する約16％の窒素（N）を含む．
3. 20種類の異なるアミノ酸を100個以上組み合わせる方法は，ほぼ無限にあり，タンパク質の構造や機能も無数である．
4. ロイシン，イソロイシン，メチオニン，スレオニン，バリン，フェニルアラニン，トリプトファン，リジン，ヒスチジンの9種のアミノ酸は人体では合成できないか合成速度が遅いので食事から摂取しなくてはならない必須アミノ酸である．必須アミノ酸の含有量により，タンパク価，アミノ酸価などタンパク質食品の評価がなされる．一般に動物性食品は植物性食品より良質といえる．
5. タンパク質の本来の役目はすべての細胞物質の合成材料に使われることである．しかし，強度の運動時や飢餓時などある条件下ではエネルギー源として使用される．
6. 成人のタンパク質の摂取基準は体重1 kgあたり，0.9 gであり，2倍を超えて取りすぎることはよくない．
7. 摂取したタンパク質と排泄されたタンパク質のバランスを窒素出納という．窒素出納がプラスになるのは成長期，妊娠期，病気やケガの回復期であり，マイナスになるのは飢餓，強度の運動時などである．

2.5 ミネラル (無機質 Mineral)

ミネラル (無機質) とは天然には、海水中、土、砂、岩の成分として存在しているものであるが、人体にも約4％含まれている。体重60 kgの男性では約2.4 kgである。人体で量的に最も多いのは硬組織の骨・歯に含まれるカルシウム (約780 g)、リン (約560 g) であり、次いで軟組織である筋肉中のイオウ (110 g) が多い。細胞の内液にはカリウム (約110 g) が含まれ、細胞外液のナトリウム (約80 g) や塩素 (約70 g)、などが主要なものである。血液や筋肉の赤い色素であるヘモグロビンやミオグロビン中のヘム鉄、甲状腺ホルモンの成分となるヨード、膵臓ホルモンのインスリン中の亜鉛も重要な微量ミネラルである。

細胞の内外にはカリウムやナトリウムの他に、多種類の微量ミネラルが存在して細胞の浸透圧やpHの調整、酵素の活性化、神経伝達などの生理作用を行っている。人体の60〜70％を占める水には各種のミネラルが含まれていて常に体内の恒常性 (ホメオスタシス) を保つ作用を行っている。運動をして、大量の汗をかいた時には、水分と共に失われたミネラルの補給も大切である。また、ミネラルはナトリウムとカリウム、リンとカルシウム、カルシウムとマグネシウムのように互いに拮抗現象を示すものもあるので、摂取バランスが大切であるものが多い。

2.5.1 主要元素

カルシウム (Ca)

カルシウムは体内の無機質の中で最も多く成人1人あたり約1 kgであり、その99％は骨に存在する。骨のカルシウムはリン酸カルシウムの形で存在し、骨重量の50％はカルシウム塩である。骨は出生時から20歳位まで骨量を増加させるので、この時期に骨量を増やしておくことが、のちの骨の健康に大きく影響する。骨へのカルシウム沈着は女性ホルモンの影響を受けるため、閉経期以降の女性では骨密度が小さくなる傾向があり、骨粗鬆症をおこしやすくなる。男性では骨量の減少は50歳から徐々に始まるが女性では35歳から男性の2倍のスピードで起きるので、極端な場合は70歳までに骨量が若い時の70％になるという報告がある。カルシウムの推奨量は20歳男性で1日800 mg、女性で650 mgである。最も大切なことは、若い時からカルシウム摂取に気をつけ、適度な活動量を保って骨量を多くしておくことであるといえる。

残りの1％のカルシウムはカルシウムイオン (Ca^{2+}) の形で、筋肉 (70 mg/100 g)、血液 (10 mg/100 g)、神経組織などに存在し、筋肉収縮、神経の興奮抑制作用、血液凝固、Ca^{2+}依存酵素の活性化に不可欠の働きをする。

拮抗現象：似た性質や力を持つ物質が共存すると対抗すること。カルシウムとリンではリンが多量であるとカルシウムの吸収が阻害される。

骨粗鬆症：骨密度が減少し、骨折しやすくなる症状で高齢者、特に閉経期以降の女性に多く発症する。エストロゲン (女性ホルモン)、ビタミンD、カルシウムの投与が有効である。アメリカでは成人のCa推奨量1000 mgに対して閉経期以降の女性には1200 mgの摂取を推奨している。

表2-5-1 カルシウムを多く含む食品

食品名	カルシウム含量 (mg/100g)	食品名	カルシウム含量 (mg/100g)
干しえび	7,100	油揚げ	300
煮干し	2,200	がんもどき	270
ひじき(乾燥)	1,400	モロヘイヤ(生)	260
ごま(乾燥・いり)	1,200	きな粉	250
プロセスチーズ	830	小松菜	170
干しわかめ	780	しじみ	130
ゴーダチーズ	680	低脂肪牛乳	130
凍り豆腐	660	ヨーグルト	120
しらす干し	520	豆腐(木綿)	120
まいわし(丸干し)	440	普通牛乳	110

カルシウムの吸収に影響する因子

①運動：骨にかかる負荷が大きくなればカルシウムの吸収は良くなる．したがって適度の身体活動は一生必要である．しかし，生理が止まるほど強い運動をした場合はかえって骨量が減少することもわかっている．

②リンとのバランス：リンとカルシウムのモル比は1：1の時カルシウムの吸収が良く，リンがカルシウムの2倍を越えると吸収阻害をおこすといわれている．リンとカルシウムが1：1であるのは牛乳，乳製品であり，野菜，海草以外のほとんどの食品はリンを数倍から十数倍多く含むため，通常リンの摂取量はカルシウムより多くなる．また，加工食品には食品添加物として重合リン酸塩が広く用いられているので加工食品の多食はリンの過剰を招きやすい．

③ビタミンD：ビタミンDは小腸からのカルシウム吸収を促進する．逆にビタミンDが不足すると骨からのカルシウムの遊離が増えるため，小児ではクル病，大人では骨軟化症となる．ビタミンDは日光に当たることによって，皮膚中のプロビタミンDから合成されるので，適度に太陽にあたることもカルシウム吸収のために重要である．

④カルシウムの形：牛乳中のカルシウムは野菜や小魚のカルシウムに比べて吸収率がよい．これはカルシウムの存在形が異なるためである．

⑤その他：食物繊維，ホウレンソウのシュウ酸，穀物のフィチン酸は吸収を阻害する．

リン(P)

リンはカルシウムの次に体内に多い無機質であり，85％はカルシウムと共に骨に存在し，残りはリン脂質，リンタンパク質，核酸，高エネルギーリン酸化合物として筋肉，脳，神経組織，肝臓などに分布する．リンは生体にとってきわめて重要な無機質であるが，多くの食品に豊富に含まれ

クル病：骨はカルシウム，リンから成る無機質(ヒドロキシアパタイト)とコラーゲンを主成分とする有機質が絡み合ってできているが，Ca，P，ビタミンDなどの不足により，無機質部分の形成が悪いと有機質が石灰化されず，有機質のみの骨(類骨)が多くなる．これが小児にみられるものをくる病という．骨格は変形し，脚はO脚やX脚，胸の前方突出(鳩胸)，肋骨の瘤(くる病数珠)などがみられることが多く，身長は低い．

骨軟化症：クル病と同様に骨の石灰化異常が成人でおきた場合をいう．骨粗鬆症との違いは類骨が多いこと，血液中のカルシウム，リンの値が骨粗鬆症では正常であるが，骨軟化症では低下することが異なる．

ているので通常の食事では摂取不足になることはない．加工食品を多用する場合などはむしろ取り過ぎとなり，結果的にカルシウムや亜鉛が不足することがある．成人の目安量は男性：1000 mg／日，女性：900 mg／日である．現在，日本人はリンを1日に1 g程度摂取していると考えられている．カルシウム摂取量の2倍を越えないことが望ましく，耐容上限量は3 gである．

ナトリウム(Na)，カリウム(K)，塩素(Cl)

細胞内液にはKイオンが，細胞外液にはNaイオンが多く含まれる．NaとKは細胞膜の外と中で作用して血液量や細胞間液の量の調節を行う．また，神経細胞ではNaイオンが細胞の外から中へ (ナトリウムチャネル) を介して，飛び込むことにより，電気化学的インパルスを生じ興奮の伝達を行う．Naはその40％が骨にも存在する．

Naを多く摂取すると体内に水分が貯留し高血圧と関連するので，食塩の摂取は1日男性で9 g未満，女性で7.5 g未満が望ましい．食塩の最少必要量は1.5 gとみなされている．日本人の平均食塩摂取量は約10 gであるところから，食塩のみならずグルタミン酸NaのようにNa塩の形の調味料も取りすぎないように注意する必要がある．Naを多く摂取するとKの排泄が多くなるので，Kを多くとることも必要である．

Kは細胞内の主要な陽イオンとして体内に120〜160 g存在し，細胞内液の浸透圧，神経経路の信号伝達，筋収縮，ホルモンの内分泌等に重要であり，心臓，筋肉の機能を調節している．

Kの目安量は成人男性で2.5 g，女性で2.0 gであるが，高血圧予防の観点からは1日3.5 gが望ましい．Kはいも類，野菜類など生鮮食品に多く含まれるが，調理時にゆでると流出することや，加工食品の利用が増えたためか近年，Kの不足傾向がみられるようになってきている．

気温が高い時や激しい運動時の発汗によって失われるミネラルはNa，

表2-5-2 カリウムを多く含む食品

食品名	カリウム含量 (mg／100 g)	食品名	カリウム含量 (mg／100 g)
あまのり(焼きのり)	2,400	しゅんぎく(生)	460
黒砂糖	1,100	じゃがいも(生)	410
アボカド	720	ほんまぐろ赤身(生)	380
ほうれんそう(生)	690	バナナ	360
さといも(水煮)	560	マッシュルーム	350
さつまいも(焼き)	540	グリーンピース(生)	340
モロヘイヤ(生)	530	えのきだけ(生)	340
小松菜(生)	500	メロン	340
えだまめ(ゆで)	490	じゃがいも(蒸し)	330
栗(ゆで)	460	キウイフルーツ	290

ClとKが主である．Clは胃液中の胃酸(塩酸)に含まれている．

マグネシウム (Mg)

　成人のマグネシウム保持量は約25 gで，そのうちの70％は骨に，残りは細胞中に存在し，カリウムについで細胞内に多いミネラルである．エネルギー産生に関連する数種の酵素を活性化する．マグネシウムは穀類，イモ類に多く含まれており，また植物においては葉緑素の構成成分でもあるので，緑色の野菜にも含まれている．欠乏すると神経疾患，精神疾患，不整脈，心疾患をきたすことが知られている．特にカルシウム摂取量に対してマグネシウムの相対的摂取不足が問題であり，その比は2：1であることが疾患予防のために望ましいとされている．すなわちCaを600 mgとして，1日に300 mgの摂取が望ましいと考えられている．推奨量は20代男性で340 mg／日，女性で270 mg／日である．

表2-5-3　マグネシウムを多く含む食品

食品名	マグネシウム含量(mg/100 g)	食品名	マグネシウム含量(mg/100 g)
風乾わかめ	1,100	まがき	74
ごま	370	ほうれんそう	69
大豆	220	大正えび	45
麦こがし	130	かつお（春とり）	42
玄米	110	きはだまぐろ	37
あさり（生）	100	にんじん（葉）	27

2.5.2　微量元素

鉄 (Fe)

　人体中の鉄は3～4 gであり，そのうち大部分はヘモグロビン鉄として赤血球に存在する．筋肉の赤い色素ミオグロビンも鉄を含むタンパクでその鉄は約150 mgである．その他，チトクロームなど鉄含有酵素や鉄移送タンパクのトランスフェリンにも微量存在する．肝臓，脾臓，骨髄には貯蔵鉄として貯えられるが，その量は成人男性で0.5～1 g程度，女性では0.2 g以下と考えられている．女性では月経血による損失が約20 mgあることから推奨量は男性や閉経期の女性（7～11 mg）より多く1日10.5～14 mgになっている．妊娠中は鉄の需要も高まり，妊娠中の摂取だけではまかないきれない量となるので，若い女性は日頃から貯蔵鉄を確保するような食事をすることが大切である．

　食品中の鉄は赤身の肉など動物性食品に含まれるヘム鉄と野菜中の鉄のような非ヘム鉄に分けることができる．吸収率は鉄欠乏時程高い．非ヘム鉄の吸収率は2～10％であるのに対して，ヘム鉄は10～35％と吸収が良い．ビタミンCは非ヘム鉄の吸収を促進する．穀類のフィチン酸，茶のタ

ヘム鉄： ポルフィリン環に鉄が組み込まれたヘムは赤い色をしており，ヘム色素とよばれる．ヘム色素は筋肉の色素ミオグロビンや血液の色素ヘモグロビンに含まれる．したがってヘム鉄は赤い肉や赤身の魚類，すなわち，牛肉，カツオ，マグロなどに多く含まれる．

非ヘム鉄： 野菜など植物性食品に含まれる鉄．

鉄欠乏性貧血： ヘモグロビンの材料となる鉄不足によりおきる貧血，赤血球は小さく，色も薄い．

ンニン，食物繊維は吸収を低下させる．

女性では男性に比べて貯蔵鉄が少ないので，欠乏もおきやすい．鉄欠乏性の貧血ではヘモグロビンが少ない小球性の赤血球が出現する．鉄を含む色素や酵素は酸素の保持，運搬に関与しているので，鉄の欠乏は体内の酸素欠乏を意味し，持久力や活力が低下する．

表2-5-4 鉄を多く含む食品

食 品 名	鉄含量 (mg/100 g)	食 品 名	鉄含量 (mg/100 g)
ひじき (乾燥)	55.0	凍り豆腐	6.8
煮干し	18.0	どじょう	5.6
豚肝臓	13.0	しじみ	5.3
焼きのり	11.4	牛肝臓	4.0
ご ま (いり)	9.9	あさり	3.8
切り干し大根	9.7	ふだんそう (なま)	3.6
小麦胚芽	9.4	そうだがつお (生)	2.6
大 豆 (国産)	9.4	ほうれんそう (生)	2.0
きな粉	9.2	めじまぐろ	1.8
鶏肝臓	9.0	からすみ (ぼら)	1.5
湯 葉 (干し)	8.1	モロヘイヤ (生)	1.0
パセリ	7.5	牛 肉	0.8〜2.7

亜鉛 (Zn)

亜鉛は成人の体内に総量2-3 g程度しか含まれない微量元素であるが，アルカリフォスファターゼをはじめ最低300種類の酵素に不可欠なミネラルである．またホルモンのインスリンとは複合体を形成するなど重要なものである．亜鉛は味を感じる味蕾にも存在し，味覚受容機能も持つ．亜鉛は貝類や肉類，種実，穀類に多く含まれ，野菜，果物，乳類には少ない．亜鉛の推奨量は成人男性12 mg／日，女性で9 mg／日である．我が国に

亜鉛を含む酵素：約2000種類とする学会もある．

表2-5-5 亜鉛を多く含む食品

食 品 名	亜鉛含量 (mg/100 g)	食 品 名	亜鉛含量 (mg/100 g)
か き (牡蠣)	13.2	牛肝臓	3.8
するめ	5.4	あまのり (干しのり)	3.6
小麦胚芽	15.9	さざえ	2.2
煮干し	7.2	うなぎ蒲焼	2.7
ご ま (乾)	5.5	そば粉	2.4
ココア	7.0	豆みそ	2.0
牛肉もも (脂身なし)	4.7	糸引き納豆	1.9
豚肝臓	6.9	豚ロース (脂身なし)	1.8
抹 茶	6.3	玄 米	1.8
カシューナッツ	5.4	胚芽精米	0.7

おける摂取量は低い水準にあり，若い女性では平均6.5 mg/日という報告もある．米国人は2～3％が欠乏状態にあるといわれている．亜鉛はヒトにとって比較的欠乏の出やすいミネラルである．幼少時からの重度の欠乏では性腺機能低下による小人症，うつ病のような精神症状，皮膚炎などが特徴である．亜鉛欠乏の原因は食事からの摂取量が少ないことに加えて，亜鉛と結合して吸収を妨げるリン，フィチン酸，食物繊維の取り過ぎも影響する．味覚異常は亜鉛欠乏の他に加齢，薬物，アルコールの多飲等によってもおきる．味覚異常は従来は高齢者に多い症状であったのが，最近では若者に増加してきたことが報告されている．また，亜鉛の摂取は原因が他にある味覚障害に対しても有効であるといわれている．

ヨウ素（ヨード，I）

甲状腺ホルモン（サイロキシン）の構成成分である．ヨウ素は昆布に特に多く含まれ，我が国では海草を食べる習慣があるので通常の食生活で欠乏することはない．海草や海産物が手に入りにくい地域や食べる習慣のない外国では食塩に添加して用いている例もある．ヨウ素の欠乏は甲状腺腫，クレチン病をおこす．しかし過剰摂取は甲状腺の機能を抑制することもあり，多量の昆布を食べて甲状腺腫をおこした報告例がある．

銅（Cu）

銅は鉄の代謝に関与しているので欠乏すると貧血がみられる．銅の推奨量は男性で0.9 mg，女性で0.7 mg／日である．日本人成人の摂取量は1.3～2.5 mgと報告されている．動植物食品に広く分布しているので，通常の食事で欠乏することはない．過剰摂取は臓器に銅の沈着をおこすのでよくない．

甲状腺腫：血液中のヨウ素が少なくなると，甲状腺はヨウ素を確保するためにその組織を肥大させて少しのヨウ素も漏らさないようにする．

クレチン病：甲状腺ホルモンは基礎代謝の調節を行うことにより，脳を含む体全体の発育や発達を促進する．ヨウ素欠乏の母親から生まれた子どもにみられる成長の遅延をクレチン病という．

表2-5-6 銅を多く含む食品

食 品 名	銅含量 （mg / 100 g）	食 品 名	銅含量 （mg / 100 g）
牛肝臓（生）	5.30	豚肝臓（生）	0.99
ピュアココア	3.80	イクラ	0.76
エスカルゴ（水煮缶詰）	3.07	抹 茶	0.60
いいだこ（生）	2.96	車えび〔焼き〕	0.58
さくらえび（素干し）	2.61	オールスパイス	0.53
紅 茶（茶葉）	2.10	あまえび（生）	0.44
煎 茶（茶葉）	1.30	まだこ（ゆで）	0.43
黒こしょう	1.20	鴨（生）	0.36

セレン（Se）

セレンは地球上の分布に非常にばらつきのある元素である．ヒトにとって必須元素であるため，少ない地方では穀類等の農産物中の含量も少なく，欠乏症が報告されている．例えば，中国黒竜省克山県のクーシャン病はセ

レン欠乏性の心筋症である．また，多すぎても過剰症が出る．日本人の摂取レベルは中間的なものと考えられる．適量のセレンには抗がん作用があるという報告もある．

マンガン (Mn)

マンガンは代謝に重要な酵素を活性化する作用があり，欠乏は骨に異常が現れる．マンガン含量は動物性食品では低いが，植物性食品，特に茶，穀類に多く含まれるのでヒトにおいては通常の食事では欠乏しない．

クロム (Cr)

クロムは耐糖能因子の成分として，インスリン作用を強める働きがある．糖尿病の予防に有効なミネラルである．酵母，野菜，果物，穀物およびこれらを原料に作られたワイン，酢，ビール等に含まれる．

ミネラルのまとめ

1. ミネラルは天然には海水，土などに含まれている成分であり，植物に吸収され，植物を食べる動物の組織に取り込まれる．
2. ミネラルは体重の約4％を占める．量的には骨，歯などの硬組織に多いが，各種酵素作用の活性化，神経伝達，ホルモンの一部になる等の作用の他，あらゆる体液中に存在して，体の恒常性（ホメオスタシス）の保持に役立っている．
3. カルシウムの摂取不足と女性の骨粗鬆症は大きな問題である．骨量の増加する20代までは特に充分な摂取が望まれる．骨量の減少を抑えるためには，適度な運動をし，吸収の良いカルシウム食品を摂取すると共に，加工食品などリンを多く含む食品を取りすぎないよう注意する必要がある．ビタミンDはカルシウムの吸収を促進し，シュウ酸やフィチン酸などは阻害する．
4. 食塩の摂取が多いと水分を貯留し，高血圧と関連するので，男性は1日9 g未満，女性は7.5 g未満が目標量である．
5. 発汗で失われやすいミネラルはナトリウム，塩素，カリウムである．
6. 鉄は筋肉（ミオグロビン）や血液（ヘモグロビン）の酸素の担い手であり，チトクローム系の酵素はエネルギー代謝に関与する．鉄不足は体内の酸素不足の状態であり，持久力が低下する．吸収が良いのは動物性食品（食肉等）に含まれるヘム鉄であるが，野菜に含まれる非ヘム鉄もビタミンCの作用で吸収されやすくなる．

2.6 ビタミン (Vitamin)

最初に発見されたビタミンは米ぬかの中から脚気を防ぐ因子として取り出されたビタミンB_1で,"生命に必要なアミン"という意味で"Vital-amine"これを短くして"Vitamine"と呼ばれた．その後，アミン以外にも微量で生理活性を示す物質が発見されたために最後のeを抜いたVitaminがこれらの物質の一般名称として用いられるようになった．ビタミンは生体内で様々な生理作用を示すが，酵素(タンパク質)に結合して補酵素としての作用を行うものが多い．ビタミンが一般的に「体の調子を整える」といわれるのは，酵素の構成成分として多くの代謝に関与し，あるいは独自の生理機能により，生理作用の正常化に働くためである．

2.6.1 ビタミンの特徴

1日の食事摂取基準はμgからmgの単位で表される．他の栄養素に比べて非常に微量でよいが，体内で生合成できないか，できても必要量を充たさないので，食物から摂取する必要がある有機化合物である．不足すれば欠乏症が出る．また，欠乏症にこれを与えると治癒できる．

2.6.2 脂溶性ビタミンと水溶性ビタミン

ビタミンは油に溶ける性質を持つ脂溶性ビタミンと水に溶ける水溶性ビタミンに大別することができ，その性質は大きく異なる．脂溶性ビタミンには，A(カロテン)，D，E，Kがあり，水溶性ビタミンにはB_1，B_2，B_6，B_{12}，ナイアシン，C，葉酸，パントテン酸，ビオチン等がある．水溶性ビタミンは脂溶性ビタミンに比べて，水洗や加熱による調理時の損失が大きい．水溶性ビタミンの中でもB_1とCは特に水に溶けやすく，B_2は光に弱い．ニコチン酸以外は，熱やアルカリにも弱い．水溶性ビタミンは体内に貯蔵できないので，毎日摂取しないと欠乏症が出やすい．また，必要以上に摂取しても尿中から排泄されてしまう．一方，脂溶性ビタミンは肝臓等体内で貯蔵できるので欠乏症は出にくいが，とり過ぎると過剰症が出ることがある．特にA，Dは過剰症が出やすいので，AやDを含むビタミン剤の使用やAを多量に含むレバー等の食品の摂取には注意が必要である．

A 脂溶性ビタミン

ビタミンA

レチノール(Retinol)とカロテン(Carotene)

レチノール(A)は肝臓など動物性食品に含まれるのに対し，カロテンは植物，特に緑黄色野菜に多く含まれる橙色色素であり，プロビタミンAとよばれる．プロビタミンとは体内でビタミンに変わる前駆体という意味

アミン：窒素化合物でNH_3のHがCH_3等炭化水素で置き換わった物質

補酵素：酵素はそれぞれが特異的な構造を持つタンパク質であり，その高次構造が酵素の活性発現に関与しているが，酵素の中には作用発現のためにビタミンや金属イオンを必要とするものがある．このような非タンパク部分を補酵素という．

μg：マイクログラム
1/1000 mg = 1/1000000 g

である．カロテンは基本的にはAが2分子結合した形をしており，基本骨格に付いている基の違いによってα-カロテン，β-カロテン，γ-カロテン，クリプトキサンチンなど多くのカロテノイドが存在する (CS2-6-1). にんじんの橙色に代表されるβ-カロテンはカロテンの中で最もA効力が高く，α-カロテン，クリプトキサンチンはその1/2の効力とみなされている．食べると小腸壁で分解され，2分子のAを生じるが生理的条件下では1分子のみが利用される．トマトの赤い色 (リコピン) やとうがらしのカプサンチンなどはA効力がない．

CS2-6-1 ビタミンA

Aの生理作用・欠乏症・過剰症 Aは人体では肝臓と眼に特に多く分布している．眼の網膜 (Retina) には，色覚を支配する錐体細胞と明暗に関与する桿体細胞があるが，Aは桿体細胞の視物質ロドプシン (視紅) の構成成分である．A欠乏はロドプシンの不足をもたらし，夜盲症 (鳥目) がおきる．Aは粘膜の乾燥を防ぐ働きもあるので，A欠乏により眼の粘膜が乾燥すると失明することもある (眼球乾燥症)．また，A欠乏は感染症に対する抵抗力を低下させる．Aには成長促進作用もあり，Aとαおよびβ-カロテンには抗腫瘍作用があることが実験的にほぼ確立されている．すなわち，Aは細胞の正常な分化を維持して発がんを抑制すると考えられている．

レバーを大量に食べる等Aを一度に多量に摂取すると急性中毒をおこすことがあり，持続的に多量取り続けると慢性中毒をおこすので，特に乳児にビタミン剤やレバーを与える場合には注意が必要である．また，妊娠中も胎児への影響があるので過剰摂取はよくない．

レチノール当量(RE) 食品成分表にはレチノール，カロテン，レチノール当量が載せられている．これはレチノールとカロテンでは効力が異なるので，カロテンはその重量を12で割った値をレチノール当量として示し

ビタミンAの急性中毒：脳脊髄液圧上昇による頭痛，嘔吐，顔面紅潮などがおきる．成人では一度に15万μg以上，乳児では6万μg以上の摂取でおきるといわれる．

ビタミンAの慢性中毒：頭蓋内圧亢進症，脱毛，皮膚の落屑，筋肉痛，食欲不振などがおきる．成人では3万μg以上，乳児では6000μg以上を1ヵ月以上摂取するとおきるといわれる．妊婦の場合，6500μgの服用で胎児奇形が出現したという報告がある．

第2章 栄養素と食品

カロテン：食品成分表記載のカロテン値は種々のカロテンのβ-カロテン当量の合計である．α-カロテン，クリプトキサンチンのA効力はβ-カロテンの1/2とみなして計算する．
　食事摂取基準ではβ-カロテン当量の1/12を1レチノール当量と計算する．

ている．理由はカロテン1分子はレチノールの2倍の重さがあり，吸収率はレチノールの約1/6なので，レチノールの12倍量のカロテンがレチノールと等しい効力(当量)とみなすことによる．鶏卵のようにAとカロテンの両方を含む食品ではレチノール当量は両者の合計値とする．

　原則的に100gあたりカロテンを600μg以上含む野菜を緑黄色野菜という．栄養指導上では，この基準を充たさないがトマト，ピーマンのように赤や緑色の濃い野菜も緑黄色野菜に分類される．

　Aの推奨量は成人男子で850μgRE，成人女子で650μgRE，小児(6-11月の目安量)で400μgREである．(耐容上限量は成人で2700μgRE，小児で600μgRE)

表2-6-1　ビタミンAを多く含む食品

食品名	レチノール当量 (μgRE / 100 g)
鶏肝臓(生)	14,000
豚肝臓(生)	13,000
うなぎ(きも，生)	4,400
うなぎ(かば焼き)	1,500
し そ(生)	880
モロヘイヤ(生)	840
にんじん(ゆで)	720
パセリ(葉，生)	620
バジル(葉，生)	520
バター(有塩)	510
卵黄(生)	470
春菊(ゆで)	440
ほうれんそう	350

「五訂増補日本食品標準成分表」より抜粋

ビタミンD (D_2 : Ergocalciferol, D_3 : Cholecarciferol)

　DにはD_2～D_7の6種類があるが，キノコや酵母が作るプロビタミンD_2(エルゴステロール)と動物の体でコレステロールから作られるプロビタミンD_3(7-デヒドロコレステロール)が重要である．どちらも紫外線照射により，ビタミンD_2(エルゴカルシフェロール)とD_3(コレカルシフェロール)になり，どちらもビタミンDとして同等の効力を示す．我々の体は皮膚にプロビタミンD_3を持っているので，適度な日光浴が必要である．

　Dの生理作用と推奨量　D_2とD_3は肝臓と腎臓において，2段階の反応で2個の-OH基を付けられたのち活性型Dとなり，小腸細胞においてカルシウムの吸収を促進する．骨からは毎日カルシウムが一定量血清中へ溶出し，逆に骨には血清中から新しいカルシウムが運ばれ沈着するという骨の代謝が行われている．Dはカルシウム代謝に副甲状腺ホルモン，ビタミンKなどと共に関与している．また，Dは細胞の分化・誘導機能があることもわ

かっている．

Dの欠乏症・過剰症　6歳までの幼児にDが不足すると骨の成長が不十分でクル病になる．クル病は頭骨，胸，背骨の変形に加えて，特徴的なO脚やX脚となる．6歳以上ではクル病の発症は少ないが，D欠乏により骨軟化症，老人では骨粗鬆症を起こす．これはカルシウムの吸収量が減少した結果，有機質の多い骨（類骨）出現による骨の軟化や，骨からカルシウムの流出により骨密度が減少するものである．また，Dを多量に含む肝油等を1日1250 μg を越えて連日摂取すると過剰症が出るおそれがある．しかし，Dの場合は通常，肝臓と腎臓において調節機構が働くのでAに比べると比較的，過剰症はおきにくい．

Dの目安量　クル病を予防するために日照を受ける機会が少ない乳児は成人と同量の 5 μg である．（耐容上限量は成人で 50 μg，2歳以下で 25 μg）

> **ビタミンD過剰症**：成人で 1250 μg 以上，乳児で 250 μg 以上を継続的に 1ヵ月以上摂取すると，高カルシウム血症，腎臓障害，軟組織の石灰化障害などがおきるといわれる．

ビタミンD$_3$（コレカルシフェロール）　　1,25－(OH)$_2$ビタミンD$_3$（活性型）

CS2-6-2　ビタミンD

表2-6-2　ビタミンDを多く含む食品

食品名	ビタミンD含量 (μg/100 g)	食品名	ビタミンD含量 (μg/100 g)
しろきくらげ(ゆで)	93	うなぎ(かばやき)	19
しらす干し(半乾燥)	61	ほんまぐろ(脂身)	18
塩いわし(丸干し)	50	さば(生)	11
身欠きにしん	50	まいわし(生)	10
しろさけ(焼き)	39	きはだまぐろ(生)	6

ビタミンE (Tocopherol)

抗不妊作用を持つビタミンとして発見されたが，近年，老化や生活習慣病による組織の変化と生体内の脂質の酸化が関係のあることが判明して以来，脂質の酸化を防ぐビタミンとしてその重要性が認識されているビタミンである．E（トコフェロール）には α，β，γ，δ-トコフェロールがあ

るが，E活性が最も強いのは α で，これを 100 とすると β は 25，γ は 5，δ は 0.1 の効力である．通常は α-トコフェロール当量で表す．

Eの生理作用 ビタミンEの主な生理作用は，広く生体膜脂質に分布し，そこに在する多価不飽和脂肪酸を酸化から守る抗酸化作用である．動脈硬化，虚血性疾患，白内障，がん，アルツハイマーなど老化や生活習慣と深く関わる疾患は脂質の過酸化や酸化変性LDLと密接な関連があることがわかってきた．Eの適量の摂取はこれらの予防のためにも必要と考えられる．実際，50～70 mg の補給で，前立腺ガン，大腸ガン，口腔咽頭ガン，虚血性心疾患等の危険率を減少させることが報告されている．

Eの欠乏症 未熟児の溶血性貧血，脂肪の吸収障害に伴う深部感覚障害，小脳失調などの神経症状

Eの目安量 Eの必要量は食事中の不飽和脂肪酸の量によって左右される．Eと不飽和脂肪酸の割合は不飽和脂肪酸 1 g に対して E は 0.4 mg 以上が望ましいとされている．日本人は平均 55 g の脂肪を摂取しており，不飽和脂肪酸量を 20 g とすると E の必要量は 8 mg となり，日本人成人のビタミンEの目安量は成人男性 7 mg，女性 6.5 mg とされている．一方，多くの調査から日本人の日常食品からの E の摂取量は平均 5～6 mg と推定されているので，不足気味であるといえる．E を含む食品は植物油，種子など同時に不飽和脂肪酸も含んでおり，食品から E のみを多くとることは難しい．

未熟児の溶血性貧血： 未熟児にリノール酸添加の粉乳を与えた時に，みられた貧血．E欠乏により，赤血球膜の酸化がおこり，溶血が進んだ結果，貧血をおこしたものと考えられている．

表2-6-3 ビタミンEを多く含む食品

食品名	ビタミンE (mg/100 g)	不飽和脂肪酸 UF (g/100 g)	E/UF比 mg/g
ひまわり油	38.7	85.3	0.45
アーモンド(乾)	31.0	47.8	0.65
小麦胚芽	28.3	8.2	3.47
綿実油	28.3	71.3	0.40
サフラワー油	27.1	86.9	0.31
米ぬか油	25.5	73.1	0.35
とうもろこし油	17.1	82.0	0.21
なたね油	15.2	86.2	0.18
マーガリン(ソフトタイプ)	15.1	53.4	0.28
調合サラダ油	12.8	82.0	0.16
すじこ	10.8	10.2	1.06
大豆油	10.4	77.9	0.13
落花生(乾)	10.1	36.5	0.28
マヨネーズ(卵黄型)	9.5	59.5	0.16
養殖あゆ(焼き)	8.2	5.8	1.42
オリーブ油	7.4	81.3	0.09
西洋かぼちゃ(ゆで)	4.7	0.12	39.17
ほうれんそう(ゆで)	2.6	0.23	11.30

「五訂増補日本食品標準成分表」に基づいて作成

ビタミンE (α-トコフェロール)

CS2-6-3 ビタミンE

ビタミンK (K₁: Phylloquinone, K₂: Menaquinone)

　脂質を除去した飼料で飼育した鶏の雛に出血がおきることから，血液凝固：Koagulation の頭文字をとって名づけられたビタミンである．K には植物の葉緑体で作られる K_1（フィロキノン）と腸内細菌が合成する K_2（メナキノン）がある．近年，骨代謝におけるビタミン K の関与が解明されつつあり，K_2 投与が骨粗鬆症患者の骨量（皮質骨）を改善させたことが報告されている．

　ビタミンKの生理作用　プロトロンビンという血液凝固に必要なタンパク因子が肝臓で合成されるのに必要なビタミンである．また，ビタミン K を補酵素とする酵素を必要とするビタミン K 依存性タンパクは骨，腎臓，脾臓，皮膚など様々な組織に存在している．ビタミン K_2 は骨の代謝に関与して骨量増加作用のあることが認められ，注目されている．人の腸には多種類の腸内細菌が住んでおり，それらがこのビタミンを合成するので通常，成人には欠乏症は見られないが，抗生物質を長期間飲んで腸内細菌が死滅した場合や新生児ではK欠乏がおきることがある．母乳中のK含量は少ないので，母乳栄養のみの場合で哺乳量が少ない生後3週から2ヵ月の乳児に新生児消化管出血，新生児頭蓋内出血がみられることがある．この予防のため，新生児にKを投与している地域もある．

　ビタミンKを多く含む食品（数字は $\mu g / 100 g$）　あまのり (1385)，キャベツ (800)，パセリ (730)，しそ (650)，あしたば (590) などの藻類や野菜類には K_1 が，発酵食品の糸引納豆 (870) には K_2 が多く含まれている．

ビタミンK_1（フィロキノン）

CS2-6-4 ビタミンK

B　水溶性ビタミン

ビタミンB₁ (Thiamin)

　米にはデンプンが含まれ，そのデンプンをエネルギーに変えるのに必要なビタミンが米の皮（ぬか）部分に用意されていたのに，人間は長い間そ

れに気付かず，白米の部分のみを食べて脚気という病気に悩まされていた．ビタミンB_1は糖質をエネルギーに変えるのに特に必要なビタミンであるので，糖質摂取の多い日本人にとって現在でも欠乏しやすいビタミンである．B_1は非常に水に溶けやすいが，ニンニクやニラ，ネギなどの香り成分のアリルと結合するとアリサイアミンという水に溶けにくく，吸収されやすい形になる．B_1を多く含む食品（豚肉等）とこれらの野菜の組み合わせはB_1を有効に活用する方法である．

ビタミンB_1の生理作用　B_1はピルビン酸脱水素酵素，α-ケトグルタル酸脱水素酵素，トランスケトラーゼなど糖質代謝に重要な酵素の補酵素として機能している．

ビタミンB_1の欠乏症　脚気はわが国のように米を主食とする民族に多い欠乏症で，全身倦怠感，疲労感，動悸，息切れ，食欲不振がみられ，さらには知覚神経の鈍麻，心臓の拡大，浮腫などがおきる．一方，ウエルニッケ脳症は米を主食にしない民族におきるB_1欠乏症で，眼球運動失調，歩行運動失調，意識障害等神経症状を主な症状とする．

ビタミンB_1の推奨量　B_1の推奨量は1000 kcalあたり，0.54 mgとされている．通常の生活（2000〜2600 kcal）では1.1〜1.4 mg程度である．

ウエルニッケ脳症：脚気は主として末梢神経の障害であるのに対して，ウエルニッケ・コルサコフ症候群は中枢神経障害が主体である．慢性アルコール中毒に付随した栄養障害やB_1の吸収阻害によることが多い．

CS2-6-5　ビタミンB_1（チアミン）

TPP（補酵素型）
チアミン〜Ⓟ〜Ⓟ

表2-6-4　ビタミンB_1を多く含む食品

食品名	ビタミンB_1含量 (mg/100 g)	食品名	ビタミンB_1含量 (mg/100 g)
パン酵母（乾燥）	8.81	落花生（乾）	0.85
小麦胚芽	1.82	焼き豚	0.85
ひまわりの種（乾）	1.72	大豆（国産，全粒，乾）	0.83
豚（大型種，ヒレ生）	0.98	きな粉	0.76
ごま（乾）	0.95	うなぎ（かば焼き）	0.75
豚（大型種，もも，脂身なし）	0.94	あまのり（焼きのり）	0.69
ボンレスハム	0.90	豚（大型種かた脂身つき）	0.63
豚（中型種ロース脂身なし）	0.86	だいこん（ぬかみそ漬け）	0.33

ビタミンB_2 (Riboflavin)

蛍光を持つ黄色いビタミンである．B_2（リボフラビン）は水溶性ではあるが，それほど水には溶けない．しかし光線やアルカリにより分解する．酸化還元酵素の補酵素として，エネルギー産生をはじめ各種の代謝に関与するので，成長になくてはならないビタミンの1つである．B_1と同様，エネルギーを多く代謝する場合には多くとる必要のあるビタミンである．動植物食品に広く分布するので食品から摂取しやすいことや食物繊維を食べることにより，増殖した腸内細菌によっても合成されるので，通常の生活では比較的欠乏は出にくい．

ビタミンB_2の生理作用　B_2は1分子のリン酸基をつけた形（FMN），2分子

のリン酸とアデノシンをつけた (FAD) の形で酸化還元酵素の補酵素となり，水素の授受やエネルギー獲得など各種の生理作用を行っている．

ビタミンB_2の欠乏症　抗生物質を飲んで腸内細菌が死滅した場合やアルコールの多飲はB_2欠乏症をおこしやすい．欠乏時には口唇炎，舌炎，口内炎，脂漏性皮膚炎，角膜周囲の充血がみられる．

ビタミンB_2の推奨量　エネルギー量に応じて，1000 kcal あたり 0.6 mg. 通常の生活 (2000 ～ 2600 kcal) では 1.2 ～ 1.6 mg.

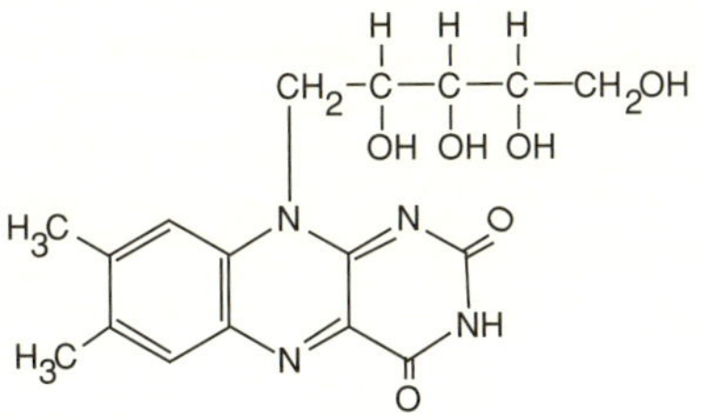

CS2-6-6　ビタミンB_2(リボフラビン)

補酵素型
FMN：リボフラビン～Ⓟ
FAD：リボフラビン～Ⓟ～Ⓟ～アデノシン

ビタミンB_6 (Pyridoxine : Pyridoxine, Pyridoxal, Pyridoxamine)

ビタミンB_6はピリドキシン (ピリドキソール)，ピリドキサール，ピリドキサミンの総称である．タンパク質，アミノ酸の代謝に関係するビタミンであるのでタンパク質の摂取量に応じて多く必要となるビタミンである．しかし，腸内細菌によって合成されるのでヒトにおいては通常B_6のみの欠乏はおきにくい．

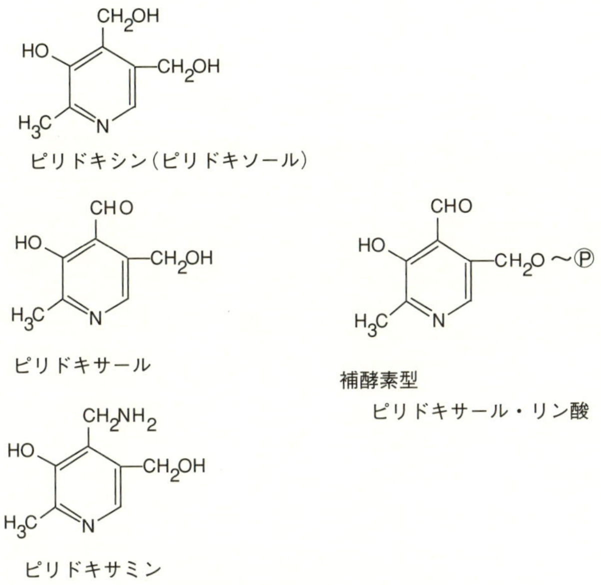

ピリドキシン (ピリドキソール)

ピリドキサール

補酵素型
ピリドキサール・リン酸

ピリドキサミン

CS2-6-7　ビタミンB_6の構造

ビタミンB_6の生理作用 アミノ酸の代謝に関与するトランスアミナーゼ、デカルボキシラーゼ等の酵素の補酵素として働き、糖質の代謝物から非必須アミノ酸の合成、アミノ酸から糖質への転換作用を行う。例えば、非必須アミノ酸のアラニンはB_6酵素（ALT；GPT）により、糖質由来のピルビン酸にアミノ基を付けて作られる。

ビタミンB_6の欠乏症 タンパク質の需要が大きい成長期に低栄養であったり、抗生物質や抗結核剤の飲用によってB_6欠乏が出ることがある。末梢神経炎、脂漏性皮膚炎、低色素性貧血などがみられる。

ビタミンB_6の推奨量 成人男性で1.4 mg、成人女性で1.1 mgである。

ナイアシン (Niacin)

ナイアシンはニコチン酸とニコチン酸アミドの両者を指し、必須アミノ酸の1つであるトリプトファンから、体内でも一部、合成される。トリプトファンの60 mgがナイアシンの1 mgに相当する。20世紀初頭、アメリカ南部やヨーロッパにおいて、とうもろこしを主食とする貧しい人々の間に舌の黒化や腫れ、腸内出血、消化吸収障害をおこし最後には死亡する病気が大発生したことがあったが、これがナイアシン欠乏によるペラグラであった。米や小麦に比べてとうもろこしはトリプトファンの含量が少ないのでとうもろこしを主食にして肉類など他のタンパク質を食べない民族では欠乏症が出やすい。ナイアシンは酸化還元酵素の補酵素（NAD^+, $NADP^+$）となって、水素の授受やエネルギー産生などの代謝に関与している。同様の作用をする酵素としてB_2 (FAD) 酵素があるが、ナイアシンはB_2に比べて量的に十数倍も多く体内のあらゆる臓器に存在している。したがって、推奨量もB_2の10倍程度と多い。エネルギーに応じて多く必要となる。

ナイアシンの生理作用 ニコチン酸アミドはNAD^+ (NADH) や$NADP^+$ (NADPH) の形で400種以上にのぼる主に酸化還元酵素の補酵素になり、生体の酵素反応の約20％におよぶ反応に関与している。

ナイアシンの欠乏症 ナイアシンの欠乏症はペラグラである。米を主食に

$NADP^+$: Nicotinamide adenine dinucleotide phosphate ＝ニコチン酸アミド＋リボース＋リン酸＋リン酸＋（リボース＋リン酸）＋アデニン

$NAD^+ + H^- = NADH$
$NADP^+ + H^- = NADPH$

ペラグラの症状は3Dといわれ、皮膚症状 (Dermatitis)、下痢 (Diarrhea)、痴呆 (Dementia) へと症状が進む。

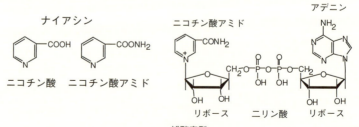

CS2-6-8　ナイアシンとNAD

表2-6-6 ナイアシンを多く含む食品

食品名	ナイアシン含量 (mg/100g)	食品名	ナイアシン含量 (mg/100g)
たらこ (生)	49.5	味付けのり	12.2
かつお (生)	19.0	若鶏ささみ (生)	11.8
きはだまぐろ (生)	17.5	若鶏むね (皮なし, 生)	11.6
かたくちいわし (田作り)	17.0	ひらたけ (生)	10.7
落花生 (乾・いり)	17.0	さば (生)	10.4
干ししいたけ	16.8	めざし (生)	10.3
うるめいわし (丸干し)	16.2	ぶり (生)	9.5
ほんまぐろ (赤身, 生)	14.2	さわら (生)	9.5
豚肝臓 (生)	14.0	ほんしめじ (生)	9.0
牛肝臓 (生)	13.5	しらす干し	7.4
焼き豚	13.5	さけ (生)	6.7

する我が国ではペラグラはほとんどみられない．ペラグラはイタリア語で"荒れたざらざらの皮膚"という意味であるが皮膚症状だけでなく，胃腸症状 (下痢，食欲不振)，神経症状 (痴呆，知覚異常) へと進行する．

ナイアシンの推奨量 エネルギー量に応じて，1000 kcal あたり 5.8 mg，通常の生活 (2000〜2500 kcal) では 11〜15 mg 程度である．日本人の摂取状況は食品からとるナイアシンとトリプトファンから体内で合成する量がほぼ半分ずつである．

ビタミン B_{12} (Cobalamin)

ビタミン B_{12} (コバラミン) はその分子の中央にコバルトを持つため赤い色をしている．B_{12} は補酵素としてメチル基 (CH_3) を転移する反応を行う．骨髄での造血作用においては核酸の合成に重要であり，欠乏すると巨赤芽

CS2-6-9 ビタミン B_{12}

巨赤芽球性貧血：造血の際，DNA合成阻害により，赤血球膜の成熟に核のそれが追いつかない状態になり，巨赤芽球とよばれる未熟で大きな赤血球が出現する．これは赤血球としては機能できないので無効造血ともいわれる．巨赤芽球性貧血は葉酸欠乏時や B_{12} と葉酸の両方が欠乏してもおきる．

内因子：胃の粘膜細胞から分泌されるムコ多糖

球性貧血をおこす．自然界のビタミンB_{12}はすべて微生物によって生合成されるので，動物性食品にしか含まれない．腸内細菌がある程度合成するが，菜食主義者はB_{12}欠乏に注意する必要がある．B_{12}は胃の粘膜より分泌される内因子と結合して回腸より吸収される．したがって胃や回腸に障害がある場合は欠乏症が出ることがある．内因子が欠乏しておきる巨赤芽球性貧血は悪性貧血とよばれる．悪性貧血の場合は経口的に摂取できないので，B_{12}の注射による投与が必要となる．

ビタミンB_{12}の推奨量　男女とも2.4 μg／日である．

ビタミンB_{12}を多く含む食品　牛の肝臓，腎臓，心臓，はまぐり，かき，かに，さけ，いわし，いわな，卵黄

パントテン酸 (Panthotenic acd)

パントテン酸は生物界に広く存在するところから付けられた名前である．食物に広範に分布しているビタミンであるので，通常，欠乏症はみられない．パントテン酸は補酵素A (CoA) の構成成分として，エネルギー産生や脂質の代謝を中心に広い分野で機能する．パントテン酸の目安量は成人で5 mgである．

> パントテン酸の補酵素型：
> CoA＝システイン＋パントテン酸＋ATP

CS2-6-10　パントテン酸

葉酸 (Folic acid)

葉酸はホウレンソウに多く含まれていたところから付けられた名前である．葉酸は「一炭素原子代謝」の中心であり，核酸の塩基であるプリンとピリミジン塩基の生合成に必須である．DNA，RNA合成や細胞分裂に必須で，造血作用 (巨赤芽球の正常細胞への成熟) に重要な役割を持ち，成長や妊娠の持続にも必要なビタミンである．食品より摂取した葉酸の一部は肝臓に貯蔵され，体内では再利用されて恒常性を保ち，欠乏症が出にくいようなシステムができている．しかし，栄養不良とアルコールの摂取が重なると葉酸の吸収は低下する．葉酸の欠乏症は巨赤芽球性貧血である．アルコール中毒患者には巨赤芽球性貧血が多いという報告がある．欧米では胎児の二分脊椎，無脳症などの神経管閉鎖障害を予防するために，妊娠

> 巨赤芽球性貧血の治療：巨赤芽球性貧血に対して葉酸を単独で大量に摂取すると，B_{12}欠乏をみのがし，神経症状を悪化させることがあるので，B_{12}と葉酸の併用がよいといわれている．

葉酸 (プテロイルグルタミン酸)

CS2-6-11　葉　酸

可能な女性には葉酸を400 μg／日とることを推奨している．葉酸を強化した食品も出まわるようになった．

葉酸の推奨量　成人男女とも240 μg／日である．

葉酸を多く含む食品　レバー，果物，豆類，酵母，茶がある．

表2-6-7　葉酸を多く含む食品　（　）は調理後100 g中の含量

食品名	葉酸含量 (μg/100 g)
牛 (肝臓・生)	1000
豚 (肝臓・生)	810
うなぎ (きも・生)	380
生うに	360
なばな (生→ゆで)	340 (190)
モロヘイヤ (生→ゆで)	250 (67)
きな粉	250
かたくちいわし (田作り)	230
ブロッコリー (生→ゆで)	210 (120)
ほうれんそう (生→ゆで)	210 (110)
たかな (生→漬物)	180 (81)
ひろしまな (生→塩漬け)	120 (15)
挽きわり納豆	110

ビオチン (Biotin)

毎日多量の生卵を食べるとビオチン欠乏がおき，成長阻害，脱毛，疲労・倦怠感，傾眠，不安神経症，湿疹性皮膚炎などの症状が現れる．これは生卵の中にアビジンというタンパク質が含まれていて，ビオチンと強固に結合して吸収を阻害するためである．ビオチンはビオチン酵素として，炭酸固定，炭酸転移，脱炭酸などの重要な反応を行う．ビオチンは腸内細菌によって合成されるので生の卵白を食べ過ぎない限り通常は欠乏することはない．

CS2-6-12　ビオチン

ビタミンC (Ascorbic acid)

Cの化学名アスコルビン酸は**壊血病** (scorbutic) を防ぐ酸：Anti scorbutic acidという意味である．遠洋航海や戦争で新鮮な野菜や果物がない状態が続いた時，多くの人が皮下出血をおこして死んでいった．壊血病は恐ろしい病気であったが，オレンジやレモンで防ぐことができることが見出され，やがてレモンの中から純粋なアスコルビン酸が取り出され結晶化された．多くの動物は体内でグルコースからビタミンCを合成することができる．哺乳類では人間，霊長類，モルモットが，合成することができない．

ビタミンCの生理作用　ビタミンCは酸化型と還元型の両方の型をとることができるので，水素の受け渡しを行い，酸化還元反応に関与している．

活性酸素ラジカル：正常代謝の副産物としても生じ，日光，オゾン，喫煙，環境汚染によっても生じる．

細胞と細胞をつなぐ結合組織のコラーゲンの生合成には水酸化(-OH)を行う酵素の補酵素として重要な役割を果す．Cは生体内で水溶性の抗酸化剤として働き，活性酸素ラジカルを不活性化することにより，生体を酸化から保護している．例えば，発がん物質であるニトロソアミンが生成する酸化反応を抑制する作用，白内障の予防，ガンを予防する効果も認められている．ビタミンCには鉄の吸収を良くする作用もあるが，これも酸化鉄を還元して吸収されやすい形にするという還元作用による．チロシンというアミノ酸は代謝されてメラニン色素や交感神経物質になるが，これらの反応にもビタミンCは関与している．ビタミンCは副腎と脳下垂体に最も多く存在するがその意義についてはまだ明らかにされていないことも多い．しかし，ストレスを受けると副腎が肥大し，そこで作られるホルモンの生成や代謝のためにビタミンCが消費されることがわかっている．喫煙も体内でのCの消耗が多くなる．

表2-6-8　ビタミンCを多く含む食品　( )は調理後100 g中の含量

食品名	ビタミンC含量 (mg/100 g)	食品名	ビタミンC含量 (mg/100 g)
アセロラ(生)	1700	西洋かぼちゃ(生→ゆで)	43 (32)
赤ピーマン(生→油いため)	170 (180)	キャベツ(生→ゆで)	41 (17)
芽キャベツ(生→ゆで)	160 (110)	ほうれんそう(生→ゆで)	35 (19)
ゆず(果皮)	150	ネーブルオレンジ	60
パセリ	120	さやえんどう	60
ブロッコリー(生→ゆで)	120 (54)	葉大根	49
レモン(全果)	100	れんこん(生→ゆで)	48 (18)
カリフラワー(生→ゆで)	81 (53)	小松菜(生→ゆで)	39 (21)
青ピーマン(生→油いため)	76 (79)	温州みかん	35
甘柿	70	じゃがいも(生→水煮)	35 (21)
キーウイフルーツ	69	さつまいも(生→焼き)	29 (23)
いちご	62	しそ(葉)	26

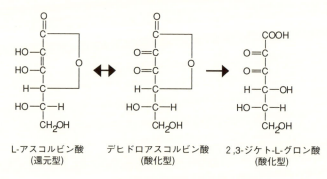

CS2-6-13　ビタミンC

表 2-6-9　ビタミンのまとめ

ビタミン名	化学名	生理作用	欠乏症	体内合成	推奨量(18〜29歳)	注意事項
脂溶性ビタミン						
A プロビタミンA	レチノール カロテン	暗所での視力保持 成長促進 上皮組織・粘膜の保湿 細胞分化の正常化 遺伝子調節機能 抗癌作用	夜盲症 眼球乾燥症 成長停止 感染に対する抵抗力低下	なし	男性：850 μgRE 女性：650 μgRE カロテン 12 μg＝1 μg RE	レチノール(動物性) カロテン(植物性：プロビタミンA) 過剰症(脳脊髄液圧上昇による頭痛、嘔吐、頭蓋内圧亢進症)
D (D_2) (D_3) プロビタミン D_2 D_3	エルゴカルシフェロール コレカルシフェロール エルゴステロール 7-デヒドロコレステロール	Caの吸収促進 Caの骨への沈着促進	くる病(小児) 骨軟化症・骨粗鬆症(成人)	UV照射	5.5 μg (目安量)	D_2：植物性 D_3：動物性 過剰症(高カルシウム血症 軟組織の石灰化・腎石形成)
E	トコフェロール	脂質，特に細胞膜脂質の酸化防止 ビタミンAの酸化防止	未熟児の溶血性貧血 組織の酸化(老人斑) 小脳失調	なし	男性：7.0 mgTE 女性：6.5 mgTE	
K (K_1) (K_2)	フィロキノン メナキノン	血液凝固(プロトロンビン生成に必須) K依存性タンパクの合成に関与して骨代謝	新生児メレナ(消化管出血) 新生児頭蓋内出血	腸内細菌	男性：75 μg 女性：60 μg (目安量)	
水溶性ビタミン						
B_1	チアミン	脱炭酸酵素，トランスケトラーゼの補酵素として糖質代謝	脚気，多発性神経炎	なし	0.54 mg/1000 kcal 男性：1.4 mg 女性：1.1 mg	分解酵素(アノイリナーゼ) (貝類，腸内細菌)
B_2	リボフラビン	酸化還元酵素の補酵素(FAD，FMN)	口角炎，皮膚炎	腸内細菌	0.6 mg/1000 kcal 男性：1.1〜1.6 mg 女性：0.9〜1.2 mg	
ナイアシン	ニコチン酸 ニコチン酸アミド	酸化還元酵素の補酵素(NAD，NADP)	ペラグラ(皮膚炎，下痢，痴呆)	トリプトファン	5.8 mg/1000 kcal 男性：15 mgNE 女性：11 mgNE トリプトファン 60 mg＝1 mgNE	
パントテン酸		CoAの構成成分としてエネルギー代謝，脂質代謝	成長停止	腸内細菌	5 mg (目安量)	
葉酸	プテロイルグルタミン酸	補酵素として炭素転移を行い核酸，アミノ酸代謝	巨赤芽球性貧血	腸内細菌	240 μg	
B_6	ピリドキシン ピリドキサール ピリドキサミン	補酵素としてアミノ酸代謝	口唇炎，脂漏性湿疹	腸内細菌	男性：1.4 mg 女性：1.1 mg	
B_{12}	コバラミン	補酵素として核酸，メチオニンの合成	巨赤芽球性貧血 悪性貧血(内因子欠乏)	腸内細菌	2.4 μg	コバルトを含む 胃液中の内因子と結合して吸収
C	L-アスコルビン酸	コラーゲンの生成 抗酸化作用	壊血病 コラーゲン生成不足による 骨形成不全	なし	100 mg	
ビオチン		炭酸固定・転移反応酵素の補酵素として脂肪合成，アミノ酸代謝，糖新生	皮膚炎 脱毛	腸内細菌	50 μg (目安量)	アビジンが吸収阻害

ビタミンCの欠乏症　壊血病はCの欠乏により，コラーゲンの生成が悪くなり，血管壁や組織はもろくなって出血しやすい状態になる．症状としては皮膚の虚弱化，点状出血，斑状出血，歯肉や骨膜下出血がみられる．コラーゲンの生成不足は骨の形成にも影響を与える．

ビタミンCの推奨量　成人1日あたり100 mgである．壊血病を防ぐには少量でよいが，ニトロソアミンの生成を防ぎ，がんを予防し，体の免疫能を高めるためにはその数倍多くのビタミンCをとった方が良いという考え方もある．

2.7　水 (Water)

水は成人の体重の45〜65％を占める最大の成分である．10％の変動で病気になり，15〜20％の増減で命を失うといわれている．他の栄養素の過不足は数日で命にかかわるということはないが，水の場合は発汗などで大量の水を失うと致命的であるので，その意味では水は最も重要な栄養成分であるということができる．

通常の生活では飲み水や食物から約2.2 Lの水を摂取し，体内で栄養素の酸化によって生じる代謝水（酸化水）と合わせて約2.5 Lを使用し，尿 (1.5 L)，呼気および皮膚からの蒸発（不感蒸泄：0.9 L），糞便中の水分 (0.1 L) として同じ量（合計2.5 L）を対外に排泄している．この水の出納は腎臓による調節や喉の渇きを感じることにより，いつもバランスがとられている．しかし，真夏の炎天下でのスポーツ時や下痢，嘔吐などの場合には喉の渇きに応じて水分を補給するだけでは脱水症状をおこすことがあり，意

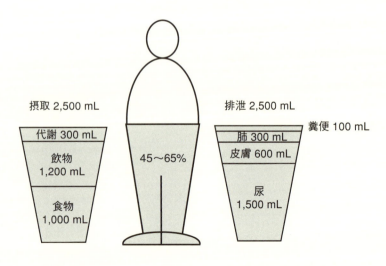

図2-7-1　人体の水分と水分バランス

図的に水分の補給が必要になる．特に小児では成人より水分含量が多く(70％以上)，水の平衡バランスをくずしやすい．また，高齢者の場合も喉の渇きの感覚が鈍くなっていることがあり，脱水に注意する必要がある．

2.7.1 水の生理的機能

① 水は溶媒として多くの物質を溶かし，体液の基本成分となっており，水溶液中でおきるさまざまな反応にその場を提供している．水は電解質を解離して浸透圧やpHを一定に保ち，体液の恒常性(ホメオスタシス)を保っている．

② 血液中の水は酸素と栄養素を細胞に運搬し，二酸化炭素(炭酸ガス)と老廃物を細胞から運び去る役目をしている．

③ 水は比熱および蒸発熱(0.539 kcal/g)が大きいので，汗をかくことにより，熱を発散して体温の調節を行っている．

2.7.2 体内の水分の分布

人体の水分の62％が筋肉組織等の細胞内に，38％が血液や細胞間液として細胞外に存在する．水分が多いのは血液の83％であり，筋肉には65～79％，骨格は6～10％程度含む．脂肪組織には少ない．筋肉組織は部位によっても脂肪含量は異なり，脂肪の多い部位は水分が少なく，逆に脂肪が少ない場合には水分の割合が多いので両者の合計はいつも80％程度であることが多い．この傾向はヒト全身の脂肪含量についてもあてはまり，脂肪が多い場合は水分が少ない．一般的に男性と女性では女性の方が脂肪が多いので，女性は男性より水分量は少ない．

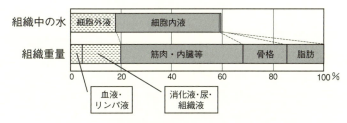

図2-7-2 人体の組織重量と水分の割合(成人男性の例)

2.8 食物繊維 (Dietary fiber)

食物繊維は「ヒトの消化酵素で消化されない成分」をいう．大腸に到達するとそこに生息する腸内細菌に一部利用され，分解される．しかし，分解物の吸収は少ない．エネルギー源にならないので栄養成分ではないが，便通を良くして大腸ガンを予防したり，有害物質の排泄，コレステロールの

吸収を阻害して脂質代謝を改善したり，ヒトの健康に有用な作用が認められている．一方，カルシウムや鉄などの有用なミネラルも吸着して排泄するというマイナスの作用もあるので，これらの栄養素が十分摂取された状態で有用な成分である．食物繊維にはゼリー状で柔らかい可溶性（水溶性）の繊維と固い不溶性の繊維があり，それぞれの作用が異なる．

2.8.1 水溶性食物繊維

　野菜や果実中のペクチン，海藻に含まれるアルギン酸，カラゲナン，寒天，こんにゃくの成分であるコンニャクマンナンなどは植物細胞中に含まれる粘性多糖類である．ペクチンを含む果物はジャムの，アルギン酸やカラゲナンはゼリーの材料として使用される．これらの水溶性食物繊維は水を含んで粘性のゲルを作り，消化管での食物の運搬速度を早くして，糖質やコレステロールの吸収を抑制する．また水溶性食物繊維は，脂質の乳化作用のある胆汁酸を吸着して排泄する．その結果，血糖値の急上昇が抑えられ（インスリン節約作用），血漿コレステロールの上昇が抑制される（血漿コレステロールの正常化作用）．カニやエビの殻に含まれる高分子のキチンを低分子に分解した水溶性のキトサンには水銀，カドミウム，尿素，尿酸等食物や血液中の有害物質を吸着して排泄する作用がある．

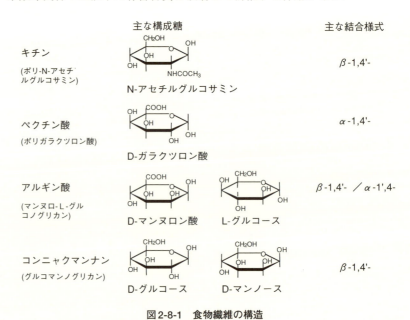

図2-8-1　食物繊維の構造

2.8.2 不溶性食物繊維

　植物の細胞膜，細胞壁に存在するセルロース，ヘミセルロース，リグニンなどは不溶性食物繊維の代表である．精製していない穀類や豆類，根菜に多く含まれる．これらの繊維は水を含み腸の内容物を多くして，通常は

時間のかかる大腸での移動時間を短縮し，便通をよくして便秘や大腸がんの予防作用があると考えられている．不溶性食物繊維は腸内細菌によっても分解されにくく，糞便から排泄される．ごぼう，にんじん，だいこん，もやし，たけのこ等の野菜に多く含まれ，赤色2号のような化学物質を排泄する作用がみられる．

表2-8-1 食物繊維を多く含む食品 (g / 100 g)

食品名	可溶性	不溶性	総量
玄米	0.7	2.3	3.0
精白米	Tr	0.5	0.5
めし(精白米)	0.0	0.3	0.3
玄麦(国産)	0.7	10.1	10.8
強力粉	1.2	1.5	2.7
食パン	0.4	1.9	2.3
そば(生)	1.0	1.7	2.7
板こんにゃく	0.1	2.1	2.2
じゃがいも(蒸)	0.6	1.2	1.8
落花生(いり)	0.3	6.9	7.2
きな粉(全粒大豆)	1.9	15.0	16.9
おから	0.4	11.1	11.5
ごぼう(根，ゆで)	2.7	3.4	6.1
かんぴょう(乾)	6.8	23.3	30.1
切干しだいこん	3.6	17.1	20.7
たけのこ(ゆで)	0.4	2.9	3.3
パセリ(生)	0.6	6.2	6.8
干し柿	1.3	12.7	14.0
ブルーベリー(生)	0.5	2.8	3.3
えのきだけ(生)	0.4	3.5	3.9
干ししいたけ(ゆで)	0.3	7.2	7.5
あまのり(焼き)	―	―	36.0
寒天(乾)	―	―	74.1

食物繊維のまとめ

1. 食物繊維はヒトの消化酵素で消化されない成分，つまり，吸収されずエネルギー源にならない成分をいう．
2. ペクチン，アルギン酸，カラゲナン，寒天，コンニャクマンナン，キトサン等の水溶性食物繊維は，粘性のゲルで食べ物を包み込み，小腸での通過スピードを早くするとともに，胆汁酸やコレステロールを吸着して排泄する．糖質やコレステロールの吸収は阻害され，その結果，インスリン節約作用や血漿コレステロールの低下・正常化作用がみられる．
3. セルロース，ヘミセルロース，リグニンなどの水に溶けない不溶性食物繊維は精製していない穀類や，根菜に多く含まれる．水を含んで排泄物の容量を大きくして，大腸での通過時間を短縮し，排便を良くする．

第3章
栄養素の体内運命

3.1 栄養素の消化と吸収

　栄養素 (Nutrients) とは，生物が飲食物として体内に摂取し，生命活動を維持するために利用する物質のことである．糖質 (Carbohydrate)，脂質 (Lipid)，タンパク質 (Protein) は三大栄養素と呼ばれ，からだの構成成分やエネルギー源として利用される．生物は食物からデンプンやタンパク質などの形で取り込み，体内でグルコースやアミノ酸などの低分子物質に分解してから利用する．この分解する過程は消化 (Digestion) といい，消化された栄養素が消化器官から体内に取り込まれることを吸収 (Absorption) という．主な栄養素の消化・吸収に関わる消化酵素とその作用は図3-1に示したとおりである．消化器官は，口腔，食道，胃，小腸，大腸，肛門と続く全長約9mの平滑筋でできた消化管と，それに付属する消化腺からなる．消化腺からは，それぞれの部位で特有の消化液が分泌される．水溶性の栄養素は毛細血管から肝臓を経て全身へ，脂溶性の栄養素はリンパ管，胸管から鎖骨下静脈に入り全身へ運ばれる．これらの三大栄養素を体の中でうまく利用するために必要な機能調節素に，ビタミン (Vitamin)，ミネラル (無機質：Mineral) がある．

3.1.1　口腔
　食物は，まず口の中で噛み砕いて細かくされ，舌の動きの助けで唾液と混ぜ合わされる (咀嚼運動)．唾液は99％以上が水分で，消化酵素，抗菌成分，ムチン (Mucin) という粘液成分を含んでいる．唾液に含まれる糖質の分解酵素 α-アミラーゼ (Amylase) は，デンプンの一部を加水分解してデキストリンにするが，大部分の栄養素は未消化のまま胃に送られる．唾液の重要な働きは，食物を飲み込みやすくし，消化酵素の作用を受けやすくすることである．唾液を十分に分泌するために，よく噛んで唾液腺を刺激することが大切である．

3.1.2 食道
　食道は長さ約25〜30 cmの筋肉からできた管で，口から飲み込まれた

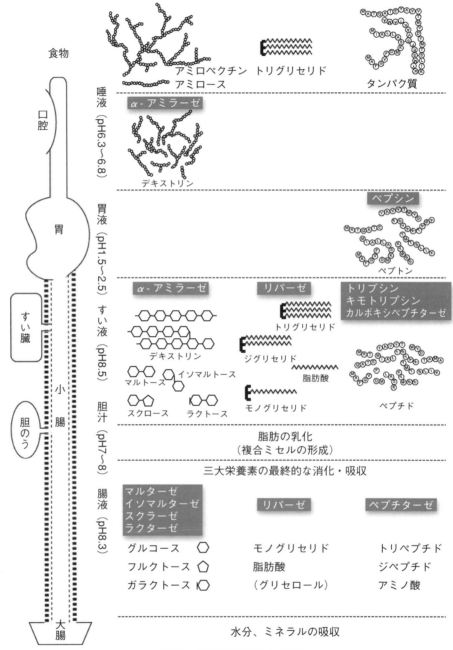

図3-1 主な消化酵素とその作用

食物を筋肉の蠕動運動により胃に送り込む.

3.1.3 胃

　胃は蠕動運動により，食道から送られてきた食物を胃液と混ぜ合わせながら，液状の状態にまで消化して十二指腸に送り込む．胃液は胃壁の分泌

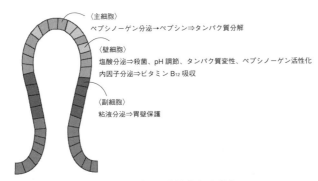

図3-2 胃壁から分泌される成分

腺から1日に2L前後分泌され，塩酸，タンパク質分解酵素，粘液などを含んでいる（図3-2）．塩酸はpH1〜2の強酸で，細菌の繁殖を防ぐほか，胃の中をタンパク質が消化されやすい環境にする働きがある．タンパク質を分解する酵素は，不活性型の前駆体であるペプシノーゲン（Pepsinogen）として分泌される．ペプシノーゲンは塩酸の作用を受けてペプシン（Pepsin）に変化し，タンパク質をペプチドに分解する．胃壁は主にタンパク質からできているため，ペプシンで消化されないように胃粘液で覆われている．近年，胃粘液の重要な作用の一つとして，胃潰瘍や胃がんの原因であるピロリ菌（Helicobacter pylori）に対する防御作用も報告されている．このように，胃粘液は胃を守るバリアとして働いているが，加齢とともに胃粘液の分泌が減少するほか，アルコール，ストレス，薬剤などの外的刺激によっても減少する．その他，胃液にはビタミンB_{12}の吸収に関わる内因子や胃酸の分泌を促進させる消化管ホルモンのガストリン（Gastrin）が含まれている．

内因子：胃切除手術を受けた患者ではこの内因子不足するため，ビタミンB_{12}不足症があらわれる．

3.1.4 小腸

a．消化

小腸は，十二指腸，空腸，回腸からなる6〜7mの管である．胃の内容物が十二指腸へ送られると胃液の分泌は抑えられ，すい臓からすい液が，胆のうから胆汁が分泌されて十二指腸内で食物と混ぜ合わされる．

すい液は1日に0.8〜1L前後分泌される弱アルカリ性の溶液で，糖質，脂質，タンパク質を強力に分解する消化酵素を含んでいる．すい液に含まれる炭酸水素ナトリウムは，胃液の塩酸を中和して消化酵素が働きやすい環境にする働きがある．糖質は，デキストリンや二糖類などに，タンパク質は，アミノ酸（Amino acid）が2〜10個結合したオリゴペプチドなどに，脂肪は，脂肪酸（Fatty acid），ジグリセリド，モノグリセリドに分解される（図3-1）．胆汁に含まれる胆汁酸は脂肪を乳化して水に溶けやすくし（界面活性作用），消化酵素の作用を受けやすくするとともに小腸からの吸収を

ジグリセリド：構造4；グリセロールに脂肪酸が2個結合したもの

モノグリセリド：構造1；グリセロールに脂肪酸が1個結合したもの

脂肪は体内ではモノグリセロールの形で吸収されるため，消化管内でグリセロールまで分解されることはない．

一部の栄養素では、小腸管腔内での消化 (管腔内消化) が不十分であり、そのままの形では吸収されない。そのため、小腸の微絨毛膜上に存在する消化酵素によって、デキストリンやペプチドを吸収可能な単糖やアミノ酸に分解し、小腸壁上皮から効率よく吸収できるようになる。これを膜消化という。

食品・環境汚染物質で問題となる物質は脂溶性であることが多い。その理由のひとつは、脂溶性物質は主に拡散経路で吸収されるのに対し、水溶性物質は吸収に輸送担体が必要であるため、極少数の物質以外は吸収され難いからである。

輸送担体：膜中のタンパク質で物質の通り道となる。キャリアやチャンネルタンパク質とも呼ばれる。

助ける。

食物が十二指腸から空腸へ進むと、小腸から腸液が分泌され各栄養素が最終段階にまで消化される。糖質はグルコース (Glucose)、フルクトース (Fructose)、ガラクトース (Galactose) などの単糖に、タンパク質はアミノ酸に、脂肪は脂肪酸とモノグリセリドに分解される。

b. 吸収

上記のように分解された栄養素は大部分が小腸で吸収され、水分や一部の塩類などは大腸で吸収される。小腸における吸収には (a) 受動 (単純) 拡散、(b) 促進拡散、(c) 能動輸送がある。受動拡散は、脂質や脂溶性ビタミンなどが小腸粘膜を物理的に通過することで、濃度勾配によって自発的におこなわれる。促進拡散も濃度勾配によっておこなわれるが、輸送担体 (Carrier) を通じて吸収されるため受動拡散より速度が速い。フルクトースなどの一部の糖と酸性アミノ酸などがある。能動輸送は濃度勾配に逆らって強制的に進むため、細胞内で合成されたATPのエネルギーを必要とする。グルコース、ガラクトース、アミノ酸、一部のビタミン、ミネラルなどがある。小腸で吸収された栄養素は、2つの経路で全身に運ばれて貯蔵もしくは利用される (図3-3)。

3.1.5 大腸

大腸は、盲腸、結腸 (上行結腸、横行結腸、下行結腸、S状結腸)、直腸からなる約1.5 mの管である。大腸液には消化作用はほとんどなく、粘液によって粘膜を保護している。大腸では、小腸で吸収されなかった水分やミネラルなどを吸収する。体内で消化されずに最後まで残ったものは、糞便として大腸から体外に排泄される。また、大腸内には大腸菌をはじめ、ビフィズス菌など100種類以上の細菌が共生し、健康時はそのバランスを保っている。一部の有害な細菌が腸内で異常に増加してバランスが崩れた場合は、下痢・発熱などの症状が出ることになる。

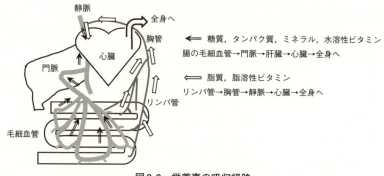

図3-3 栄養素の吸収経路

3.2 栄養素の代謝および体内動態

生体に吸収された栄養素が細胞レベルで化学的に変化し，生体の構成成分や生命活動に必要なエネルギー源となる流れを代謝 (Metabolism) という．代謝は同化 (Anabolism) と異化 (Catabolism) の2つの経路に大別される．同化とは物質を他の生体構成物質へ生合成する経路で，グルコースからグリコーゲン (Glycogen) を，あるいはアミノ酸からタンパク質を合成する経路が例にあげられる．この過程で必要なエネルギーは，アデノシン三リン酸 (ATP) その他より供給される．異化とは，物質を分解してより簡単な物質にする経路で，この過程ではエネルギーを生成する．例えば，炭素数6個のグルコースは，解糖系やTCAサイクルで二酸化炭素 (CO_2) と水 (H_2O) 分解される時に，エネルギー源であるATPが生成される．細胞では必要に応じて，異化と同化が同時に行われている．

生体内では，大変穏やかな条件 (1気圧，37℃前後) のもとで，非常に複雑な代謝反応が行われる．それは，酵素 (Enzyme) と呼ばれる触媒作用をもったタンパク質が存在するからである．生体で起こる化学反応には，一つ一つの反応を受け持つ酵素が別々に存在し，その酵素群の連携プレイによる反応が行われている．酵素は代謝反応の中心的な役割を担うが，タンパク質からなる酵素本体だけでは働かないものも存在する．その場合，ビタミンB_1，ビタミンB_2，ナイアシンなどからなる補酵素 (酵素を助ける補助因子)，マグネシウム，マンガンなどのミネラルが必要になる (図3-4)．

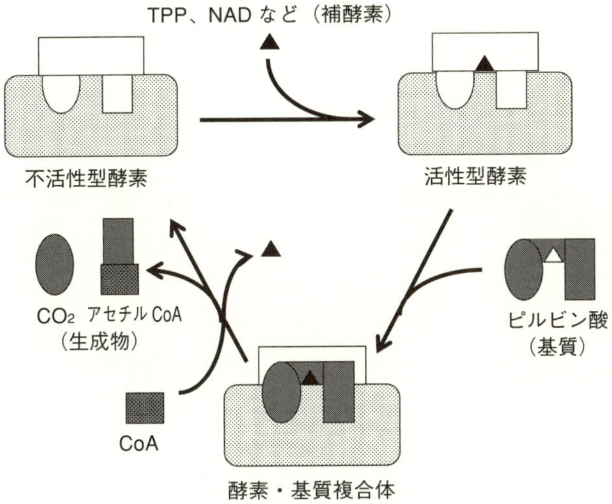

化学反応を起こさせるためには高温や高圧といった条件が必要である．例えば，角砂糖に火を付けて燃やすためにはガスバーナーが必要である．しかし，酸化マグネシウムなどの無機触媒を表面に付けるとマッチ1本でも可能になる．体内では，同じ反応が酵素の触媒作用により体温で起こる．すなわち，酵素は生体触媒で，穏やかな条件でスクロースの酸化反応を進めることを意味する (付図3-1)．

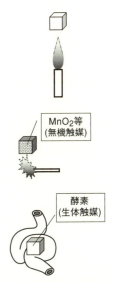

付図3-1 酵素の触媒作用

図3-4 酵素・補酵素の働き

第3章 栄養素の体内運命

門脈：毛細血管が合流し，肝臓へ向かう血管で，吸収された栄養成分が含まれている．

3.2.1 糖質の体内動態

糖質は消化管内で多糖類から単糖類に分解されて吸収された後，門脈を経て肝臓に入り，グルコースに変換されて全身に運ばれる．グルコースは主要なエネルギー源であり，特に脳や神経組織は脂肪酸をエネルギー源として利用できないため，血液中のグルコースが非常に大切である．健常時では，血液中に含まれるグルコース濃度 (血糖値) は，一定に調節されている (図3-5)．食事により小腸から吸収された余剰のグルコースは，肝臓にグリコーゲンとして蓄えられるか，グルコースの中間分解物 (アセチルCoA) を介して脂肪に転換される．一方，筋肉などの組織ではグルコースを乳酸に分解してエネルギー源として利用する (解糖系，Glycolytic system)．そのため，食間期にはグルコースを補うために，肝臓でグリコーゲンを分解するか，乳酸，グリセロール，アミノ酸などの代謝産物をグルコースに転換する (糖新生，Gluconeogensis)．その他，グルコースは生体で変換され，核酸の原料であるリボース5-リン酸，あるいは，薬物や毒物の排泄に関わるUDP-グルクロン酸としても利用される．

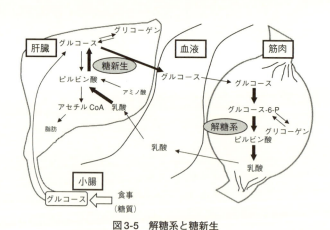

図3-5 解糖系と糖新生

3.2.2 脂質の体内動態

脂肪は脂肪酸とモノグリセリドの形で小腸から吸収され，ただちにトリグリセリドに再合成される．トリグリセリド (Tryglyceride)，コレステロール (Cholesterol)，リン脂質 (Phospholipid) は，タンパク質とともに，カイロミクロン (脂肪運搬をになうリポタンパク質の一つ) を形成し，リンパ管から，胸管 (小腸から胸を通り鎖骨下に至るリンパ管) を経て鎖骨下静脈に入り，血流と合流して，全身の細胞・組織へ運ばれる (図3-6, 図3-7, 図3-8)．但し，炭素数が8〜12の中鎖脂肪酸からなるトリグリセリドは，単糖類と同様に毛細血管に取り込まれ，肝臓に入ってから全身に運ばれる．末梢組織に運搬されたトリグリセリドは，皮下脂肪や腹腔脂肪にエネルギ

体脂肪率として成人男性では約15〜20％，女性では20〜25％ (表9-1参照)

一源として貯蔵され，必要に応じて分解されて利用される (9 kcal/g).
コレステロールは食事から摂取されるだけでなく，肝臓で生合成され，胆汁酸やステロイドホルモンに転換され利用される．リン脂質は，トリグリセリドやコレステロールと共に脂質二重膜として生体膜を構成する (図3-9)．その他，リノール酸，リノレン酸，アラキドン酸などの多価不飽和脂肪酸から，プロスタグランディン，ロイコトリエン，トロンボキサンなどの生理活性物質が生合成される．

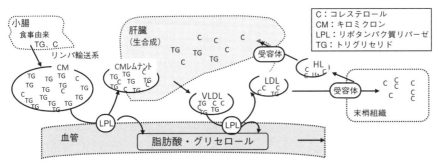

図3-6　脂質の体内動態

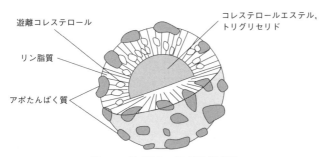

図3-7　リポタンパク質の模式図

出典：「近藤和雄：食の健康」，関西学会出版センター（1990）

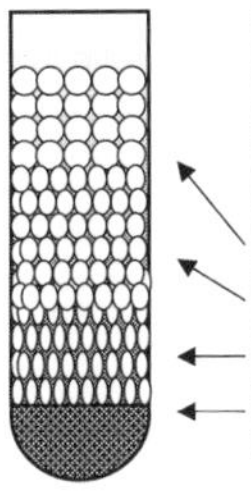

	大きさ (mm)	比重	トリグリセリド (%)	タンパク質 (%)	コレステロール (%)	リン脂質 (%)
カイロミクロン	100〜1000	<0.95	84〜95	2	7	7〜8
VLDL	30〜75	0.95〜1.01	44〜60	4〜11	16〜23	18〜23
LDL	20〜25	1.01〜1.06	8〜11	23〜28	42〜58	25〜27
HDL	5〜13	>1.06	4〜9	21〜48	10〜48	22〜28

図3-8　血中リポタンパク質の種類と性状

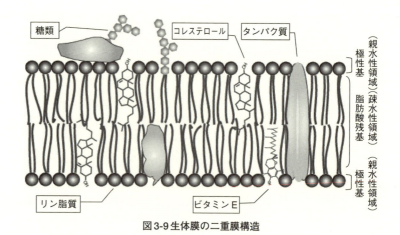

図3-9 生体膜の二重膜構造

3.2.3 タンパク質の体内動態

　タンパク質は生体内でアミノ酸に分解されて吸収された後，門脈を経て肝臓から全身に運ばれる．生体に吸収されたアミノ酸は，DNAの遺伝情報に基づいて結合してペプチド (Peptide) となり，生体に必要なタンパク質に合成される．タンパク質は主要元素として窒素 (N) を約16％含むので，体内の重要な窒素化合物 (核酸の塩基，ポルフィリン：ヘム基の骨格となる部分，補酵素など) の材料となる．骨格筋や内臓筋などの構成成分となるほか，酵素タンパク質 (体内のあらゆる反応の触媒作用を担う)，輸送タンパク質 (ヘモグロビン－酸素，トランスフェリン－鉄)，ホルモンタンパク質 (インシュリンなど)，抗体タンパク質 (免疫グロブリン)，貯蔵タンパク質 (卵白アルブミンなど) として作用する．また，アミノ酸は，糖質や脂質だけではエネルギー源として不充分なとき (絶食時や激しい運動時) にはエネルギー源として利用される (4 kcal/g)．

　タンパク質は窒素を含むので，アミノ酸が分解される過程ではアンモニア (NH_3) を生じる．アンモニアは，生体の代謝系を阻害する有害物質であるため，速やかに処理されなければならない．アンモニアの主な処理は肝臓における尿素サイクル (Urea Cycle) で行われる．アンモニアはエネルギーを消費しながら，無毒な尿素に作り換えられ，腎臓に移動して尿として排泄される．肝臓以外の全身の細胞で生じたアンモニアは，細胞に普遍的に存在するグルタミン酸と反応し，グルタミンとなる．グルタミンは必要に応じて，窒素の供給源となりながら，血液中を移動する．余分なグルタミンは肝臓まで移動し，再びグルタミン酸とアンモニアに分解し，尿素サイクルで処理される (図3-10)．

タンパク質の定量：N含量がタンパク質でほぼ一定であることから，食品中のN量や呼気および尿中のN量から食品中のタンパク質含量や一定時間中のタンパク質代謝量が推定できる．

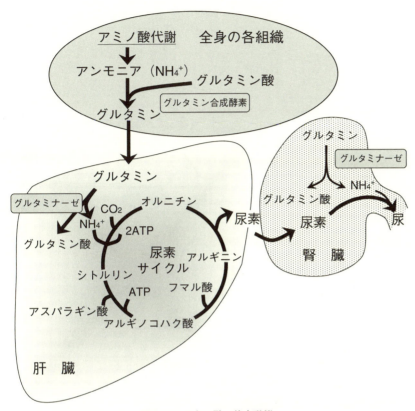

図3-10　アミノ酸の体内動態

3.2.4 体内におけるエネルギー産生に関わる代謝

　私たちが必要とするエネルギーは，糖質，脂質，タンパク質が酸化分解（異化）されるときに発生するエネルギーにより得られる（図3-11）．これらの三大栄養素が酸化されて二酸化炭素と水とに変化する際，栄養素の持つ化学結合エネルギーが放出される．生体はこのエネルギーを用いて，アデノシン二リン酸（CS3-1：ADP）とリン酸から，アデノシン三リン酸（CS3-1：ATP）を生合成する．つまり栄養素のエネルギーをATPに回収して蓄える．ATPはリン酸基が3個あり，このうち2個は高エネルギーリン酸結合で結ばれている．ATPがADPとリン酸に分解する時に，高エネルギーが発生し，そのエネルギーによって，細胞内の様々な仕事が行われて，生命現象が維持されている（付図3-2）．ATPは，細菌から人間まで，あらゆる生物が細胞内で利用できるエネルギー物質である．リン酸化合物は細胞膜を通過しにくいため，ATPは，血液によって運ばれてきた栄養素と酸素（呼吸により取り込む）とから，各細胞において必要量が生合成されなければならない．

　ATPは，主に，次のような代謝経路で生合成される．

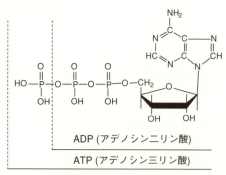

構造CS3-1　ATPとADP

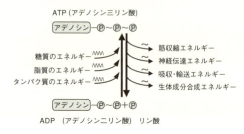

付図3-2　生体におけるATPの生成と利用

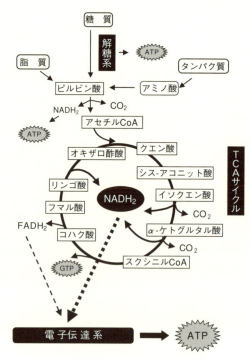

図3-11　栄養素の代謝によるATPの産生

a. 無酸素的過程（解糖系）

　グルコースが酸素を必要とせずに，数段階の反応で真半分に分解され，2分子のピルビン酸が生成する反応をいう．この経路で，酸素が不充分な場合はピルビン酸から乳酸に変換される．この代謝経路は解糖系と呼ばれ，乳酸を生じるので乳酸系ともいわれる．細胞質で行われる反応で，グルコース1分子より，3分子のATPとNADH + H⁺（還元力）が生成する．解糖系の代謝は，瞬発的な力を必要とする骨格筋において活発に行われ，生成したATPは，主に運動の初期段階で利用される．

b. 有酸素的過程（TCAサイクルと電子伝達系）

　グルコースは解糖系で2分子のピルビン酸に分解される．酸素が充分に存在する場合は，ピルビン酸はミトコンドリアでアセチルCoAとなり，TCAサイクルと電子伝達系の代謝で完全に酸化分解され，ピルビン酸からATPと二酸化炭素（CO_2）および代謝水（H_2O）が生成する．TCAサイクルと電子伝達系の代謝では，ピルビン酸1分子から，15分子のATPと3分子の二酸化炭素（CO_2）および代謝水（H_2O）を生成する．

　1分子のグルコースが，解糖系とTCAサイクルの過程で完全に酸化されると，30～32分子のATPを生成する．グルコース1分子を熱量計で完全燃焼させると686 kcalの熱を発生するが，細胞内の酸化反応では，その約40％がATP分子に化学結合エネルギーとして回収され，残りの60％は熱

細胞質：細胞内の小器官以外の部分

2分子のNADH+H⁺は，心臓，肝臓，腎臓等のミトコンドリアでは5分子のATPを，脳，筋肉等では3分子のATPを産生する．

ミトコンドリア：呼吸より取り込んだ酸素を使って，ATPを多量に生合成する細胞内小器官

TCAサイクル：クエン酸サイクル，クレブス回路ともよばれる

電子伝達系の代謝：酸化的リン酸化反応

エネルギーとして体温維持に使われている.

TCAサイクルと電子伝達系の代謝には，糖質ばかりではなく，脂肪酸やアミノ酸も入り込むことができる(脂肪分解の際に生じたグリセロールは，リン酸化されたのち，解糖系へと流れる).

脂肪酸は，細胞質で脂肪酸CoA(化学活性の高い脂肪酸)に変換されたのち，ミトコンドリア膜内に存在するカルニチン輸送系によりミトコンドリア内に入り，β酸化(Beta-oxidation)を受ける(図3-12).脂肪酸の炭素原子が2個ずつ切り離されて，脂肪酸の炭素数の1/2の数のアセチルCoAが生じ，TCAサイクルへと流れてATPを生成する.例えば炭素数16の飽和脂肪酸であるパルミチン酸1分子からは，約100分子のATPが生成される.

アミノ酸は，タンパク質や窒素化合物などの合成に利用することが優先されるが，特にエネルギーが必要な場合には，TCAサイクルへ流れてATPを生成する.長時間・強度の運動を行う場合や絶食状態が続く場合，糖質と脂肪のみではエネルギー源として不充分となり，血漿や筋肉中のタンパク質がアミノ酸に分解されてATPを生成する.

TCAサイクルと電子伝達系の代謝でのATP生成は，充分な酸素を必要とし，ATPを供給する速度が解糖系と比べて遅いが，持続的な長時間の運動にはこの代謝経路でエネルギーが供給される.そして，TCAサイクルと電子伝達系の代謝で生じたCO_2およびH_2Oは呼気，尿や汗として排泄される.

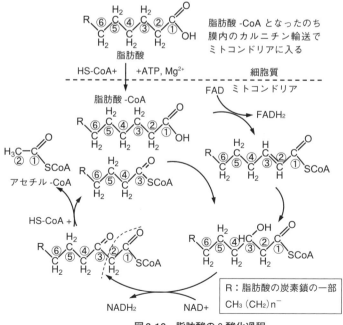

図3-12 脂肪酸のβ酸化過程

3.2.5 エネルギーの貯蔵

ATPは，細胞内の様々な反応過程で"エネルギー"として利用される．1日に消費されるATPの量は，その分子の重さを累計すると，体重と同程度と考えられている．しかし，ATPは必要に応じて生成され，直ちに消費されるために，体内には数秒間で使い切るくらいのATPしか存在してい

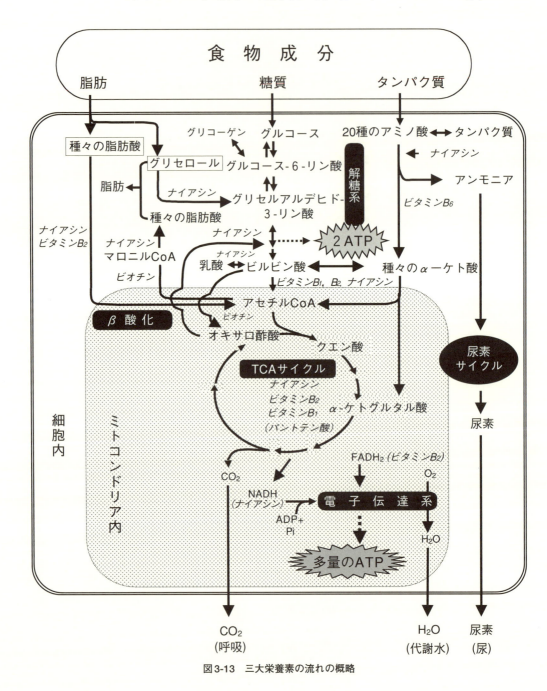

図3-13　三大栄養素の流れの概略

ない．必要なATPの大部分は，グリコーゲン (動物性貯蔵糖質) とトリグリセリド (中性脂肪) という形で，エネルギー源として貯蔵されており，一部のATPがクレアチンリン酸として筋肉に貯えられている (筋肉タンパク質は，最終的な段階で動員される)．体内に貯蔵されているグリコーゲンは約300〜400 g程度で，トリグリセリドは数kg (体重の10％前後) の量となっている．

ATP産生とエネルギー貯蔵を中心とした，三大栄養素の流れの概略を図3-13に示した．

栄養素の消化・吸収・代謝・排泄のまとめ

1. 糖質 (主にデンプン) は，主としてすい液のα-アミラーゼや，腸内のマルターゼ・スクラーゼ・ラクターゼなどで，単糖 (グルコース，フルクトース，ガラクトース) にまで分解され，担体，エネルギーを使った能動輸送で，小腸の毛細血管内へ吸収される．

2. タンパク質は，ペプシン (胃液)，トリプシン (すい液)，キモトリプシン (すい液) などにより，トリペプチド，ジペプチド，アミノ酸にまで分解され，単糖類と同様に能動輸送で小腸細胞へ吸収されて，単糖とともに毛細血管から肝臓を経て全身に運ばれる．

3. 脂肪は，膵液のリパーゼにより，脂肪酸，モノグリセリド，グリセロールに分解され，小腸細胞へ吸収されると同時に再び脂肪となり，タンパク質，コレステロール，リン脂質と共にカイロミクロンを形成し，リンパ管から血管に入り全身へ運搬される．

4. 生体が細胞内で利用できるエネルギーは，主にATPのリン酸結合エネルギーである．そのため，三大栄養素を呼吸からの酸素で酸化分解し，その時に発生するエネルギーをATPという細胞内エネルギー物質に作り換えている．

5. ATPの生成：解糖系の代謝は，酸素を必要とせず，グルコース1分子が分解されて2分子のピルビン酸となり，その間，2分子のATPとNADH+H$^+$(還元力) を生成する．酸素が充分に存在する場合は，ピルビン酸はミトコンドリアに入り，TCAサイクルと電子伝達系の代謝で完全酸化される．総合すると，グルコース1分子からは30〜32分子のATPを生成する．脂肪やタンパク質もTCAサイクルの代謝へ流れて，ATPを生成する．

6. ATPの貯蔵：グリコーゲン・脂肪・クレアチンリン酸という形で，エネルギーは貯蔵されており，必要に応じて分解されてATPを生成する．

第4章
エネルギー (Energy)

ヒトのエネルギー摂取や消費の単位にはキロカロリー (kcal) とキロジュール (kJ)，メガジュール (MJ) が使われる．1 kcal = 4.184 kJ，1 MJ = 239 kcal である．1 kcal は 1 kg（リットル）の水の温度を 14.5℃から 15.5℃に上昇させる熱量である．

4.1 食物からのエネルギー補給

栄養素を熱量計で燃焼させた時の平均燃焼熱は 1 g の糖質では 4.2 kcal，脂肪は 9.45 kcal，タンパク質は 5.65 kcal である．食品として摂取する場合は消化，吸収率も影響するので，糖質は 4 kcal，脂肪は 9 kcal，タンパク質は 4 kcal とされ，食品の栄養計算に用いられている (Atwater の一般係数)．

4.2 体内におけるエネルギー産生

糖質，脂質，タンパク質の三大栄養素からエネルギーが産生される代謝過程については第3章に示した．人体における万能のエネルギーとは ATP であり，ATP はそれぞれの細胞で作られることはすでに学んだ．各細胞は常にたくさんの ATP を用意しているわけではなく，人体の ATP の総量は約 85 g で，最大運動を数秒間持続できる程度の量である．筋肉細胞では ATP を連続的に効率よく再合成するために，高エネルギーリン酸の貯蔵庫ともいえる**クレアチンリン酸**が ATP の 3〜4 倍多く存在し，ATP を一定水準に保つために備えている．

4.2.1 糖質からのエネルギー供給

三大栄養素のうちエネルギー代謝の中心になるのは糖質のグルコースである．人体には筋肉中に約 375 g (1500 kcal)，肝臓に約 100 g (400 kcal) のグリコーゲンを持っており，血液中には約 20 g (80 kcal) のグルコースが含まれている．筋肉細胞ではグリコーゲン由来のグルコースを含めて，エネルギーが作られる．解糖経路，TCA サイクル，電子伝達系を通して 1 分子

のグルコースが完全燃焼して得られるエネルギーは筋肉細胞では36ATPである．酸素が供給されない嫌気的条件では解糖経路でピルビン酸は乳酸になり，2ATPしか産生できない．嫌気的な解糖はエネルギーからみると効率が悪い方法である．

4.2.2 脂質からのエネルギー供給

筋肉細胞中の脂肪はわずかで，大部分の脂肪は脂肪組織に貯えられている．活動が高まり，活動組織の血流量が増えると脂肪組織より遊離脂肪酸が血中に増加するようになり，筋肉細胞に運ばれてミトコンドリアでエネルギー源として利用される．アドレナリン (エピネフリン)，ノルアドレナリン (ノルエピネフリン)，グルカゴン，成長ホルモンなどのホルモンが脂肪組織から遊離脂肪酸を解離させる．また，カフェインも脂肪分解を高め，脂肪酸の酸化を亢進するので筋肉グリコーゲンの節約作用がある．

炭素数18個の脂肪酸からは147ATPが産生される．グリセロールにこれを3個付けた中性脂肪1分子からは463ATPを生じる．脂肪のエネルギーがATPに回収される割合はグルコースとほぼ同じであるが，脂肪からのエネルギーはグルコースと比べて非常に大きい．

4.2.3 タンパク質からのエネルギー供給

他の組織と異なり，筋肉細胞中のタンパク質はエネルギー源として使用できるようになっている．運動の強度が強くなり，グリコーゲンが枯渇すると，筋肉中からアミノ酸のアラニンが血液中に放出され，アラニンは肝臓でグルコースに変換され，エネルギー源として筋肉に運ばれる (アラニン-グルコースサイクル，図3-4)．筋肉からタンパク質の流出を防ぐためには，強度の運動時には十分な糖質の摂取が必要である．

4.3 運動時のエネルギー供給機構

4.3.1 瞬発力を競う (数秒単位) 強度の運動

短距離走，重量挙げなど短時間で強度の強い瞬発力を競うスポーツの場合にはエネルギーは主に筋肉に貯えられているATP-クレアチンリン酸系より無酸素的に供給される．

4.3.2 短時間 (数分以内) の強度の運動

解糖経路により無酸素的にエネルギーが供給される．乳酸の蓄積を伴うが，その時期はスポーツマンや持久力のある人ほど遅くなる．

4.3.3 長時間の運動

TCAサイクルや脂肪のβ-酸化など有酸素系によるエネルギー供給が中心である．運動時間が長くなるにつれてエネルギー供給に占める脂肪の割合が高くなる．しかし，脂肪を完全燃焼するためには同時に糖の燃焼が必要である．すなわち，脂肪酸のβ-酸化によって多くのアセチルCoAがTCAサイクルに入る際，十分なオキサロ酢酸が必要であり，この供給源は糖代謝で作られたピルビン酸であるからである．

4.4 ヒトのエネルギー消費量

4.4.1 ヒトのエネルギー消費の構成要素

ヒトは1日に基礎代謝，活動代謝，食事による産熱効果の3種のエネルギーを消費している．

> エネルギー消費量＝基礎代謝量＋活動代謝量＋食事による産熱効果
> 20歳女性の例　2000 kcal＝1200 kcal＋600 kcal＋200 kcal

基礎代謝量 (Basal metabolism)

呼吸，体温の維持，心臓の運動，生体成分の生合成など生命維持に必要なエネルギー消費量である．通常の生活では1日のエネルギー消費量の60～75％を占める最大の構成要素である．実測する場合は快適な温度(20～25℃)の室内で，食物摂取後12～14時間経過した状態，すなわち朝，目覚めた横臥状態において呼気ガス測定を行う．基礎代謝量は次の要因により変動する．

①性差：男性は女性より体重あたりの基礎代謝量が大きい．表4-1のように筋肉はエネルギー消費が大きい組織であるが，脂肪組識はエネルギーの貯蔵体であり，消費は行わない．そこで，筋肉質の男性は体重あたりのエネルギー消費が多く，脂肪の多い女性は少ない．

②年齢：子供は成長のためのエネルギーが必要であるため，体重あたりの基礎代謝量は年齢が小さいほど高い．老年期では一般的に低くなるがそれはエネルギー消費の多い骨格筋量が減少し，体脂肪が年齢と共に増える傾向にあるのが原因と考えられている．同じ老年期においても活動的で最大酸素摂取量の多い人ほど基礎代謝量は高い．脂肪を除いた除脂肪体重当たりで比較すると老年期と壮年期で基礎代謝量は変わらないという報告もある．

③体格：身長，体重共に小さい小柄な人は大柄な人に比べて体重あたりの基礎代謝量は高く，肥満者では一般に除脂肪体重も重いので基礎代謝量は高くなる．

④気候：寒冷気候では体温維持のためのエネルギー消費量は高まる．年間

の平均気温10℃を基準として，10℃低下につき約3％増加するといわれている．体脂肪が少ない場合にはこの影響は大きくなる．また，10℃上昇につき約5％減少するといわれているが，汗をかくほどの灼熱気候では基礎代謝量は増加する．

⑤甲状腺機能亢進，交換神経興奮の場合も基礎代謝量は高くなる．

高糖質食で脂肪のエネルギー比が25％以下のかつての日本人では基礎代謝量は冬に高く，夏に低いという10％程度の季節変動を示した．ところが高脂肪食の欧米人にはこのような変動がみられない．高脂肪食は甲状腺機能を高め，夏でも基礎代謝量を上昇させることが明らかとなった．

表4-1　ヒトにおける臓器と組織のエネルギー代謝量

臓器	成人			新生児		
	重量(kg)	エネルギー消費量(kcal)	割合(%)	重量(kg)	エネルギー消費量(kcal)	割合(%)
肝臓	1.6	482	27	0.14	42	20
脳	1.4	338	19	0.35	84	44
心臓	0.32	122	7	0.02	8	4
腎臓	0.29	187	10	0.024	15	7
筋肉	30	324	18	0.8	9	5
その他	36.4	347	19	2.2	39	20
全体	70	1,800	100	3.5	197	100

World Health Organization: Energy and protein requirements, Report of a joint FAO/WHO/UNU expert consultation, Technical Report Series No.724 (1985)より引用・計算

活動代謝量 (Thermic effect of exercise : TEE)

人が基礎代謝に上乗せして，自由意志で動く時に消費するエネルギー分をいう．ある活動の代謝量を測定すると，基礎代謝を含めた値が得られる．基礎代謝の占める割合が大きいので活動代謝量そのものは多くなく，1日分の活動代謝量は「座る」時間が長い場合は基礎代謝の30％程度である．望ましい活動量は50％程度とみなされている．

食事による産熱効果
(Diet induced thermogenesis : DIT, Thermic effect of food : TEF)

従来，特異動的作用 Specific Dynamic Action (SDA) とよばれていたものである．食物摂取時の消化・吸収や同化に使われるエネルギーで，仕事には用いられず，食後体温を上昇させる熱量である．糖質や脂質は摂取したエネルギーの数％であるが，タンパク質は25～30％にも当たるエネルギーを消費する．日本食の場合，この産熱消費は約10％とみなされている．次のような要因により食事による産熱効果は変動する．

①肥満：肥満者ではDITが低下もしくは欠損しているという報告があり，太りやすい体質があることを示唆するものであるが，反論もある．

②食物：タンパク質は最もDITを大きくする栄養素である．また，DITは自律神経の支配を受けるので，ノルアドレナリンの分泌を高めるようなコーヒー，香辛料はDITを高めると言われている．

③運動：食前の運動は糖質からのエネルギー生成を抑えて脂質，タンパク質の燃焼が大きくなるのでDITを高め，食後の運動はDITを高めないという報告がある．

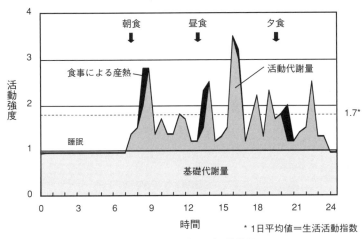

図4-1 1日のエネルギー消費量

表4-2 半飢餓と低栄養の状態におけるエネルギー消費の例

栄養状態	アメリカ		パプアニューギニア		イギリス
	正常	半飢餓	低栄養		正常
	男	男	男	女	女
体重 (kg)	70.0	53.2	56.3	48.1	55.1
除脂肪体重 (kg)	60.1	49.9	50.7	37.5	37.8
エネルギー消費量 (kcal/日)	3,468	1,570	2,347	1,831	2,125
基礎代謝量 (kcal/日)	1,595	964	—	—	1,178
安静時代謝量 (kcal/日)	—	—	1,646	1,563	1,525
活動代謝量 (kcal/日)	1,613	488	466	268	600

4.4.2 エネルギー摂取量の変動に対する体の順応

我々はいつでも同じようにエネルギーを消費するわけではない．摂取エネルギー量が少ない（飢餓）状態が続くと生命維持のためにエネルギー消費を節約するようになる．

ダイエットをして体重減少を試みる時，計算通りに減少しないのは体が摂取量に順応してくるからである．一方，過剰摂取に対してはエネルギーの無駄遣いをするという報告もあるが，余分な栄養分は貯蔵脂肪となって貯えられ，太るというのが一般的考え方である．

摂取エネルギーが少ない時みられる現象として次の3点が顕著である．

第4章　エネルギー

長軸発育の低下　子供では身長が伸びない．身長は遺伝的素因が大きく影響するものであるが低栄養下では体格を小さくしてエネルギー消費量の節約をする．栄養状態が良くなると回復する．

基礎代謝量の低下　エネルギー摂取量が少なくなると，エネルギー消費量の大きい組織が暫時縮小することにより基礎代謝は低下する．

身体活動の低下　食物摂取が減少すると身体活動は著しく低下し，エネルギーの消耗を防ぐようになる．表4-2において，半飢餓状態や低栄養状態では活動代謝が正常の1/2〜1/3であることがわかる．

4.5　エネルギー消費量の測定法

4.5.1　熱量測定法　―直接法―

発生した熱量を水温の上昇や氷の融解に置き換えて直接測定する方法である．

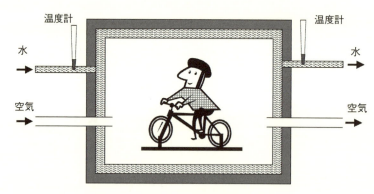

図4-2　直接熱量測定法

4.5.2　熱量測定法　―間接法―

栄養素が燃焼する時に消費した酸素量と発生した炭酸ガス量を測定し，両者の比（呼吸商＝炭酸ガス／酸素；RQ）から燃焼した栄養素の割合を知り，エネルギー消費量を計算する方法．

$RQ = \dfrac{CO_2}{O_2}$

糖質が燃える場合は1分子のグルコースと6分子の酸素で6分子の炭酸ガスと6分子の水を生じるので，呼吸商は$6CO_2 / 6O_2 = 1.0$である．脂肪としてトリステアリン酸が燃焼した場合は$114 / 163 = 0.70$となる．タンパク質の場合はおよそ0.8となる．

トリステアリン酸：3分子のステアリン酸がついたトリグリセライド

糖質（グルコース）が燃焼した時
$C_6H_{12}O_6 + 6O_2 = 6CO_2 + 6H_2O$　　　　RQ = 1.00　　5.047 kcal / O_2 1 L

脂肪（トリステアリン酸）が燃焼した時
$2C_{57}H_{110}O_6 + 163O_2 = 114CO_2 + 110H_2O$　　RQ = 0.70　　4.686 kcal / O_2 1 L

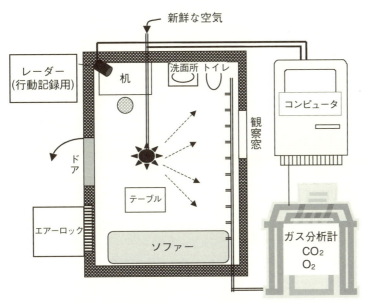

図4-3 間接熱量測定法 (Respiratory Chamber の例)

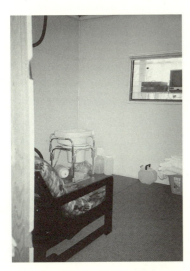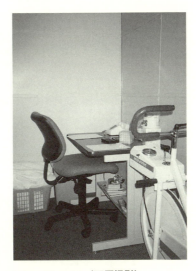

図4-4 アメリカ農務省の Respiratory Chamber (西原撮影)

呼吸代謝室を用いる方法 (Respiratory chamber method)

　室内での1日のエネルギー消費量を測定する場合には図4-3のような設備の整った測定室で1日をすごしてもらい，その間に消費された酸素と排出された炭酸ガスの量を測定する．また，体の動きはレーダーでとらえられる．設備費が非常に高い．図4-4はアメリカ農務省の呼吸代謝室の写真である．机の横には活動代謝を調べるためのエルゴメータが見えている．部屋の反対側にはソファーベッド，洗面，トイレがある．

第4章 エネルギー

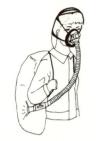

図4-5 ダグラスバッグ法

ダグラスバッグ法 (Douglas bag method)

短時間の活動の測定によく用いられる．図4-5のような背中に背負ったバッグの中に呼気を採取し，呼吸した空気量，呼気中の酸素と炭酸ガスの濃度を測定する．口にマスクをつけているので会話，食事はできない．バッグの大きさやマスクの換気には制限があるので，強い活動の長時間の測定はできない．近年，呼気ガス分析の部分にコンピュータを接続したレスピロメータも使用されている．経時的にすぐ分析値が得られるが，室内の使用に限られる．さらに分析とコンピュータ部分もポータブルにした酸素消費量計も作成されている．これらの新しい機種もマスクの部分はダグラスバッグ法と同じである．

二重標識水法 (Doubly labelled water method)

二重にラベルした水 (^2H_2O と $H_2^{18}O$) を飲んでもらい，尿中への ^2H と ^{18}O の排泄速度を測定して発生した CO_2 量を計算式を用いて算出し，エネルギー消費量を求める方法である．尿のサンプルを回収する以外は被験者を拘束しないので，子供にも用いることができるが，測定コストが高い．最も真の値に近い測定値が得られるとみなされている．

4.5.3 その他の方法

摂取バランス法 (Intake-balance method)

摂取量と消費量の差は脂肪の増減となって現れるはずであるという理論を基にして，長期間，食物の摂取量を調査し，平均摂取量を求めると共に，その期間の体脂肪の増減を調べ，期間中のエネルギー消費量を推定する方法である．この方法は長期にわたって行う必要がある上に，摂取と消費のバランスがそのまま体脂肪の増減に反映されないこともあるので問題もある．

心拍数法 (Heart rate method)

心拍数が120/分を越えるような強い運動においては心拍数と酸素摂取量が比例するので，運動時のエネルギー消費量には適している．24時間心拍数を記録できる心拍計を用いて1日のエネルギー消費量を推定することもあるが，日常活動における心拍数は100/分以下であることが大部分であるので，1日の消費量推定には無理がある．

歩数計法 (Pedometer method)，アクトメータ法 (Actometer method)

歩数計は腰につけるが，アクトメータは手首，足首につけるものもある．これらは活動時の体の上下振動を振り子や加速度計でとらえて，エネルギー消費量を推測するものである．コンピュータを内蔵していて，年齢，性別，体重等を入力すれば基礎代謝量を計算し，それに活動によるエネルギー消費 (食事による10%の産熱効果を含む) を加算するようなものが多い．

歩数計法の特徴：特定速度(4-10 km/h)における歩行や走行のエネルギー消費量にはよく対応するが，これより遅い歩行には過少評価を，速い走行には過大評価をするという欠点があるものが多い．また体の上下振動を伴わない立ち仕事や座り作業は感知できないので，測定可能な活動には限界がある．

タイムスタディ法 (Factorial method)

ダグラスバッグ法やレスピロメーター法で得られた活動別の強度を用いたり，実際に測定しながら，活動記録と組み合わせて1日のエネルギー消費量を計算する方法である．本来は対象者にストップウオッチを持った観察者が付き添い，秒単位で活動の記録をしていく方法をとるが，簡単な方法として，活動記録を本人が作成する日記法がとられることが多い．すでに公表された活動強度のデータを用いる場合は特別な機器を必要としないでも行えるが，活動の記録，時間の集計，計算に多大な労力を要する．

4.6　エネルギー消費量と身体強度レベルの推定法

4.6.1　基礎代謝量の推定

実測するか次の方法で基礎代謝量を計算する．
① 体表面積より求める方法（体格を問わず利用できる）
身長と体重から体表面積を算出し，それに1m²あたりの基準値（表4-3）を掛けて求める．

体表面積を求める式（6歳以上）

体表面積 (cm²) = (体重 kg)$^{0.444}$ × (身長 cm)$^{0.663}$ × 88.83

標準的体格の20歳男性（身長171 cm，体重65 kg）の基礎代謝量は約1540 kcal，女性（身長158 cm，体重51 kg）は1200 kcalと算出される．

② 基礎代謝基準値（表4-4）より体重を用いて求める方法
体格が平均的な人の場合はこの方法が使用できる（①で計算した値とほ

表4-3　単位体表面積あたり基礎代謝基準値

年齢（歳）	基礎代謝基準値 (kcal/m²/時)	
	男	女
18～	39.6	35.6
19～	38.8	35.1
20～29	37.5	34.3
30～39	36.5	33.2
40～49	35.6	32.5
50～59	34.8	32.0
60～64	34.0	31.6
65～69	33.3	31.4
70～74	32.6	31.1
75～79	31.9	30.9
80～	30.7	30.0

表4-4　基礎代謝基準値と基礎代謝量

性別 年齢（歳）	男性			女性		
	基礎代謝基準値 (kcal/kg体重/日)	基準体重 (kg)	基礎代謝量 (kcal/日)	基礎代謝基準値 (kcal/kg体重/日)	基準体重 (kg)	基礎代謝量 (kcal/日)
1～2	61.0	11.7	710	59.7	11.0	660
3～5	54.8	16.2	890	52.2	16.2	850
6～7	44.3	22.0	980	41.9	22.0	920
8～9	40.8	27.5	1120	38.3	27.2	1040
10～11	37.4	35.5	1330	34.8	34.5	1200
12～14	31.0	48.0	1490	29.6	46.0	1360
15～17	27.0	58.4	1580	25.3	50.6	1280
18～29	24.0	63.0	1510	22.1	50.6	1120
30～49	22.3	68.5	1530	21.7	53.0	1150
50～69	21.5	65.0	1400	20.7	53.6	1110
70以上	21.5	59.7	1280	20.7	49.0	1010

ぼ同じになる).しかし,肥満の人では大きすぎる値が算出され,逆にやせの人では小さすぎる値が得られるので②の方法は使えない.

標準的体格の日本人の基礎代謝量は表4-4のように推定されている.

4.6.2　身体活動レベル (Physical activity level: PAL)

1日の平均活動強度が基礎代謝 (B) の何倍であるかを示す指標を身体活動レベル(PAL)という.

> 身体活動レベル (PAL) ＝エネルギー消費量 (E) ／基礎代謝量 (B)

2010年の食事摂取基準では身体活動レベルとは二重標識水法で測定された総エネルギーを基礎代謝で除した指標と定義している.

PALは1日の活動強度の平均値であり,個々の活動の強さはメッツ値 (Metabolic equivalent: METs) で表わされている (表4-5). METsは活動時のエネルギー消費量が座位安静時の何倍になるかを示す数である.

二重標識水法で測定された消費エネルギーの結果から日本人の生活活動の時間とPALとの関連が表4-6に示されている.

(3) 消費エネルギーの推定

実測をすることができない一般の社会人が自分の消費エネルギーを推定する方法としては,生活活動の時間から自分のPALを推定し,(1)で推定した基礎代謝量を掛けて求めることになる.

> 消費エネルギー＝PAL×基礎代謝量

PALを推定する方法として,1日の歩数を参考にすることができる.
表4-7は著者らが行った調査結果である.

表 4-5　身体活動の分類例

身体活動の分類 (メッツ値の範囲)	身体活動の例
睡眠(0.9)	睡眠
座位または立位の静的な活動(1.0～1.9)	テレビ・読書・電話・会話など(座位または立位),食事,運転,デスクワーク,縫物,入浴(座位),動物の世話(座位,軽度)
ゆっくりした歩行や家事など低強度の活動(2.0～2.9)	ゆっくりした歩行,身支度,炊事,洗濯,料理や食材の準備,片付け(歩行),植物への水やり,軽い掃除,コピー,ストレッチング,ヨガ,キャッチボール,ギター・ピアノなどの楽器演奏
長時間持続可能な運動・労働など中強度の活動(普通歩行を含む)(3.0～5.9)	ふつう歩行～速歩,床掃除,荷造り,自転車(ふつうの速さ),大工仕事,車の荷物の積み下ろし,苗木の植栽,階段を下りる,子どもと遊ぶ,動物の世話(歩く/走る,ややきつい),ギター:ロック(立位),体操,バレーボール,ボーリング,バドミントン
頻繁に休みが必要な運動・労働など高強度の活動(6.0以上)	家財道具の移動・運搬,雪かき,階段を上る,山登り,エアロビクス,ランニング,テニス,サッカー,水泳,縄跳び,スキー,スケート,柔道,空手

表 4-6 身体活動レベル別にみた活動内容と活動時間の代表例（15 ～ 69 歳）[1]

身体活動レベル[2] (PAL)	低い（Ⅰ） 1.50（1.40 ～ 1.60）	ふつう（Ⅱ） 1.75（1.60 ～ 1.90）	高い（Ⅲ） 2.00（1.90 ～ 2.20）
日常生活の内容	生活の大部分が座位で，静的な活動が中心の場合	座位中心の仕事だが，職場内での移動や立位での作業・接客等，あるいは通勤・買物・家事，軽いスポーツ等のいずれかを含む場合	移動や立位の多い仕事への従事者，あるいは，スポーツなど余暇における活発な運動習慣をもっている場合
個々の活動の分類（時間／日） 睡眠（0.9）[3]	7 ～ 8	7 ～ 8	7
座位または立位の静的な活動（1.5：1.0 ～ 1.9）[3]	12 ～ 13	11 ～ 12	10
ゆっくりした歩行や家事など低強度の活動（2.5：2.0 ～ 2.9）[3]	3 ～ 4	4	4 ～ 5
長時間持続可能な運動・労働など中強度の活動（普通歩行を含む）（4.5：3.0 ～ 5.9）[3]	0 ～ 1	1	1 ～ 2
頻繁に休みが必要な運動・労働など高強度の活動（7.0：6.0 以上）[3]	0	0	0 ～ 1

[1] 表中の値は，二重標識水法及び基礎代謝量の実測定値から得られた身体活動レベルにより 3 群に分け，各群の標準値を求めたもの．
[2] 代表値．（ ）はおよその範囲．
[3] （ ）内はメッツ値（代表値：下限～上限）

表 4-7 活動強度別生活時間のパターン（463 人，3 日間の調査による）

身体活動レベル (PAL)	睡眠 （分）	「座る」 （分）	「立つ」 （分）	「歩く」 （分）	「走る」 （分）	入浴 （分）	歩数 （歩/日）
1.3	660	670	40	50	0	20	3,900
1.5	500	700	115	100	0	25	7,500
1.7	450	610	180	155	15	30	9,900
1.9	430	520	230	190	40	30	13,200

4.7 タイムスタディ法による1日のエネルギー消費量とPALの推定法

4.7.1 タイムスタディ法に使われる計算式

$$E = 0.9\,Bm \cdot Tb \cdot W + \Sigma\,Ea \cdot Tw \cdot W \cdots\cdots\cdots ①$$

$$E = 0.9\,Bm \cdot Tb \cdot W + \Sigma\,Af \cdot Bm \cdot Tw \cdot W \cdots\cdots ②$$

ただしE：エネルギー消費量 (kcal)

Bm：1分あたりの基礎代謝基準値 (kcal/kg/分)

第4章　エネルギー

エネルギー消費量の実測ができない場合，それを推定する方法として用いられてきたのがタイムスタディ法である．

W：体重 (kg)
Tb：睡眠時間 (分)
Ea：各種活動時のエネルギー消費量 (kcal/kg/分) 実測値
Tw：各種活動時間 (分)

①式は活動毎の強度を測定しながら行う場合，②式は報告された活動強度 (Af：エネルギー消費量を基礎代謝量で除した値) を用いて計算する場合である．①，②式の第1項は睡眠中のエネルギー消費量，第2項は活動中のエネルギー消費量を表す．

4.7.2　1日のエネルギー消費量を求める方法

i) 活動時間を24時間詳細に記録する．(図4-6)

ii) 活動のEa値が実測できる場合は①式，公表されたAf値を用いる場合は②式を用いて各活動の消費量を出し，これを24時間分足し合わせて1日のエネルギー消費量 (E) を求める．

図4-7は活動記録にしたがって計算した例である．

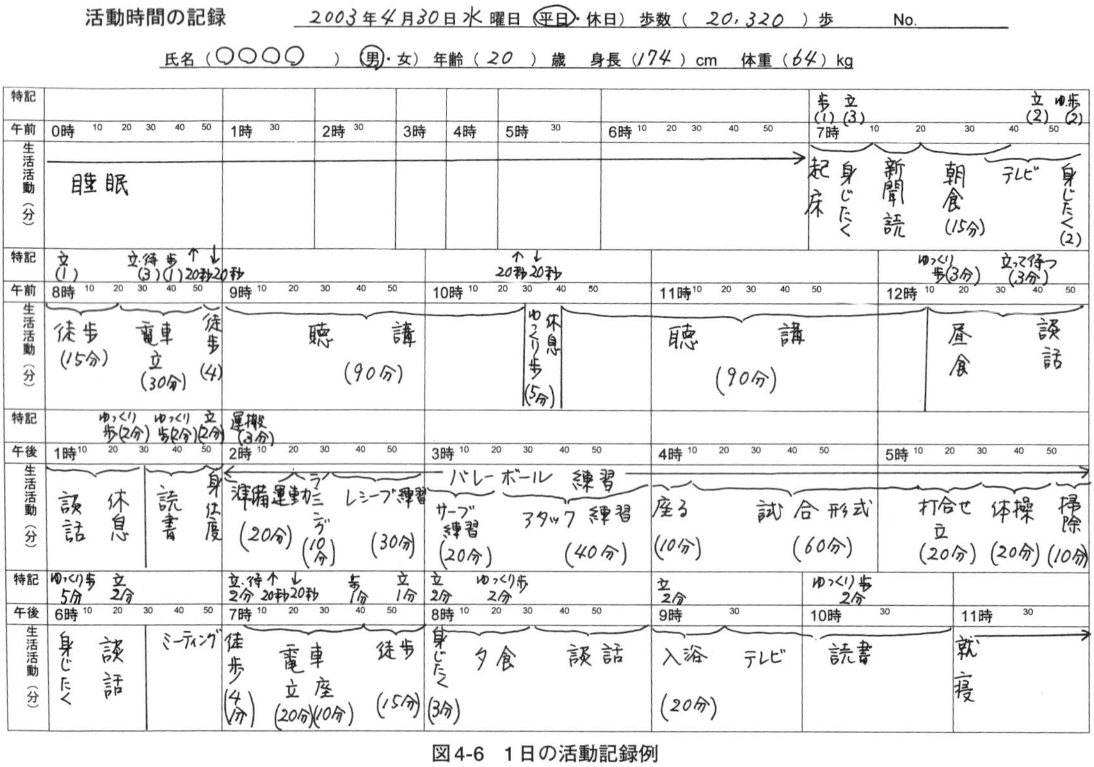

図4-6　1日の活動記録例

4.7 タイムスタディ法による1日のエネルギー消費量とPALの推定法

タイムスタディ

氏　名	○○○○	性　別	男		作成日	03.4.30
身　長	174.3cm	体　重	64.0kg	年　齢	20歳	

開　始	修　了	時間:分	大分類	小分類	Ea	小計(kcal)
0:00	7:00	7:00	睡眠		0.014	389.5
7:00	8:00	0:07	身じたく		0.027	12.0
		0:01	特記事項	歩行 (3.0km/hr)	0.048	3.1
		0:03	特記事項	打ち合せ (立ち)	0.027	5.2
		0:15	特記事項	食事	0.027	25.8
		0:10	特記事項	読書	0.025	16.1
		0:02	特記事項	打ち合せ (立ち)	0.027	3.4
		0:02	特記事項	歩行 (3.0km/hr)	0.048	6.2
		0:20	特記事項	休息	0.023	29.9
8:00	9:00	0:25	歩行	並足 (4.2km/hr)	0.059	94.0
		0:01	特記事項	打ち合せ (立ち)	0.027	1.7
		0:30	特記事項	電車・バス (立つ)	0.038	72.0
		0:03	特記事項	打ち合せ (立ち)	0.027	5.2
		0:01	特記事項	階段のぼる	0.126	8.1
9:00	12:10	3:00	勉学	聴講	0.025	289.3
		0:05	特記事項	歩行 (3.0km/hr)	0.126	15.4
		0:05	特記事項	談話	0.025	8.0
12:10	13:30	0:42	食事		0.027	72.3
		0:03	特記事項	歩行 (3.0km/hr)	0.025	9.2
		0:03	特記事項	打ち合せ (立ち)	0.027	5.2
		0:20	特記事項	談話	0.025	32.1
		0:10	特記事項	休息	0.023	14.9
		0:02	特記事項	歩行 (3.0km/hr)	0.048	6.2
13:30	14:00	0:16	読書	読書	0.025	25.7
		0:10	特記事項	身じたく	0.027	17.2
		0:02	特記事項	歩行 (3.0km/hr)	0.048	6.2
		0:02	特記事項	打ち合せ (立ち)	0.027	3.4
14:00	14:30	0:17	ラジオ体操		0.082	88.9
		0:03	特記事項	運搬 (10kg)	0.108	20.8
		0:10	特記事項	かけ足 (120m/min)	0.144	92.0
14:30	15:20	0:50	別記RMR	別記RMR5.0	0.108	346.6
15:20	17:30	0:50	スポーツ	バレーボール	0.126	403.2
		0:10	特記事項	かけ足 (120m/min)	0.144	92.0
		0:20	特記事項	打ち合せ (立ち)	0.027	34.4
		0:10	特記事項	打ち合せ (座る)	0.023	14.9
		0:20	特記事項	打ち合せ (立ち)	0.027	34.4
		0:20	特記事項	記録 (立ちながら)	0.029	36.7
17:30	18:00	0:20	ラジオ体操		0.082	104.6
		0:10	特記事項	掃除	0.050	31.9
18:00	18:30	0:08	身じたく		0.027	13.8
		0:05	特記事項	歩行 (3.0km/hr)	0.048	15.4
		0:02	特記事項	打ち合せ (立ち)	0.027	3.4
		0:15	特記事項	談話	0.025	24.1
18:30	19:00	0:30	談話	座位	0.025	48.2
19:00	20:00	0:26	歩行	並足 (4.2km/hr)	0.059	97.7
		0:02	特記事項	打ち合せ (立ち)	0.027	3.4
		0:01	特記事項	階段おりる	0.064	4.1
		0:20	特記事項	電車・バス (立つ)	0.038	48.0
		0:10	特記事項	電車・バス (座る)	0.029	18.3
		0:01	特記事項	打ち合せ (立ち)	0.027	1.7
20:00	20:05	0:03	身じたく		0.027	5.2
		0:02	特記事項	打ち合せ (立ち)	0.027	3.4
20:05	21:00	0:33	食事		0.027	56.8
		0:02	特記事項	歩行 (3.0km/hr)	0.048	6.2
		0:20	特記事項	談話	0.025	32.1
21:00	21:20	0:16	入浴		0.055	56.5
		0:02	特記事項	打ち合せ (立ち)	0.027	3.4
		0:02	特記事項	身じたく	0.027	3.4
21:20	23:00	1:08	休息	テレビ	0.023	101.6
		0:02	特記事項	歩行 (3.0km/hr)	0.048	6.2
		0:30	特記事項	読書	0.025	48.2
23:00	0:00	1:00	睡眠		0.014	55.6
			エネルギー	kcal/day		3134.4
			身体活動レベル			2.04

図4-7 タイムスタディ法によるエネルギー消費量の計算例

4.8 エネルギー消費量，身体活動レベル，所要時間の簡易推定法

　エネルギー消費量の測定法にはいくつかの方法があるが，前述したようにそれらは特別の機器や設備を必要としたり，測定のコストが非常に高いものであったり，比較的強度が小さい日常の程度には適用できないなどの難点があった．一方，特別な機器を要しない方法としてタイムスタディ法があるが，活動の記録と計算に多大の労力を要するという問題点がある．

　そこで，著者らは一般的な生活をしている成人542人（男性260人，女性282人）の3日間の調査データ合計1580例を分析し，簡便にエネルギー消費量と身体活動レベルを算出するための簡易法を作成した．活動を「睡眠」，「座る」，「立つ」，「歩く」，「走る」に分類し，調査対象1580例について重回帰分析を行って得られた係数を用いて作成したものである．この方法は通常，1日の中で最も長い「座る」活動を記録する必要がないのが特徴である．「睡眠」時間は把握しやすいので別にすると，詳しい活動記録が求められる時間は「立つ」，「歩く」，「走る」であり，活動強度I（軽い）の人の場合では2～5時間である．

［簡易法の特徴］
　① 動作の分類：130種以上にのぼる日常活動を「睡眠」，「座る」，「立つ」，「歩く」，「走る」の5動作に分類している．「走る」の分類には各種運動を含む．
　② 活動の記録：「座る」時間の記録を省略し，「立つ」，「歩く」，「走る」のみを詳細に記録する．

概算をする場合　およその活動強度やエネルギー消費量が知りたい時，グループの平均値を求めたい時，あるいは特別な活動を長時間しなかった場合はこの式を用いる．

$0.9 \times$ 睡眠時間（分）$+ 1.53 \times$ 座る時間（分）$+ 2.10 \times$ 立つ時間（分）$+ 3.51 \times$ 歩く時間（分）$+ 5.79 \times$ 走る時間（分）$= 1440 \times Af = A$

・エネルギー消費量（kcal/日）$= A \times 1$分あたりの基礎代謝量（kcal/min）
・PAL$=A/1440$

なお，この式の「走る」という活動は山地ハイキング程度の強度である．

個人の値を求める場合　特別な運動や活動を比較的長時間行った人の場合，個人の値を知りたい時に用いる．運動の場合，その強度に注意して係数を選ぶ必要がある．

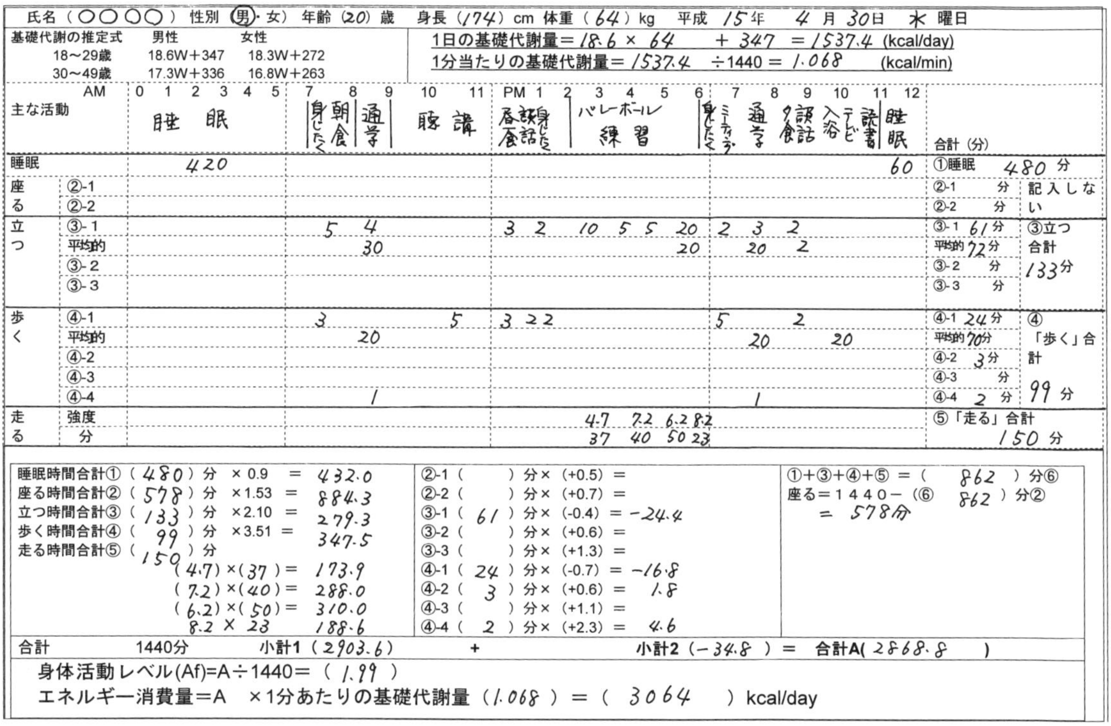
氏名（〇〇〇〇）性別（男・女）年齢（20）歳　身長（174）cm 体重（64）kg　平成15年　4月30日　水曜日
基礎代謝の推定式　男性　女性
18～29歳　18.6W+347　18.3W+272
30～49歳　17.3W+336　16.8W+263
1日の基礎代謝量＝18.6 × 64 ＋ 347 ＝ 1537.4 (kcal/day)
1分当たりの基礎代謝量＝1537.4 ÷1440 ＝ 1.068 (kcal/min)
主な活動　AM 0 1 2 3 4 5 6 7 8 9 10 11 PM 1 2 3 4 5 6 7 8 9 10 11 12　合計（分）
睡眠　身じたく　朝食　通学　聴講　昼食　談話　身じたく　バレーボール練習　身じたく　ミーティング　通学　夕食　談話　入浴　テレビ　読書　睡眠
睡眠　420　60　①睡眠　480分
座る　②-1　②-1 分　記入しない
②-2　②-2 分
立つ　③-1　5 4　3 2　10 5 5 20　2 3 2　③-1 61分　③立つ合計 133分
平均的　30　20　20 2　平均的 72分
③-2　③-2 分
③-3　③-3 分
歩く　④-1　3　5　3 2 2　5　2　④-1 24分　④「歩く」合計 99分
平均的　20　20　20　平均的 70分
④-2　④-2 3分
④-3　④-3 分
④-4　1　1　④-4 2分
走る　強度　4.7 7.2 6.2 8.2　⑤「走る」合計 150分
分　37 40 50 23
睡眠時間合計①（480）分 × 0.9 ＝ 432.0
座る時間合計②（578）分 × 1.53 ＝ 884.3
立つ時間合計③（133）分 × 2.10 ＝ 279.3
歩く時間合計④（99）分 × 3.51 ＝ 347.5
走る時間合計⑤（150）分
(4.7)×(37)＝ 173.9
(7.2)×(40)＝ 288.0
(6.2)×(50)＝ 310.0
8.2 × 23　188.6
②-1（　）分×（+0.5）＝
②-2（　）分×（+0.7）＝
③-1（61）分×（-0.4）＝ -24.4
③-2（　）分×（+0.6）＝
③-3（　）分×（+1.3）＝
④-1（24）分×（-0.7）＝ -16.8
④-2（3）分×（+0.6）＝ 1.8
④-3（　）分×（+1.1）＝
④-4（2）分×（+2.3）＝ 4.6
①+③+④+⑤ ＝（862）分⑥
座る＝1440－（⑥ 862）分②
＝ 578分
合計　1440分　小計1（2903.6）＋ 小計2（－34.8）＝ 合計A（2868.8）
身体活動レベル(Af)=A÷1440=（1.99）
エネルギー消費量＝A ×1分あたりの基礎代謝量（1.068）＝（3064）kcal/day

図4-8　エネルギー簡易法算出法フォーム

＜エネルギー消費量・生活活動指数計算用フォームの書き方＞

1　1日は夜中の12時から24時間とする．

2　睡眠，「立つ」，「歩く」，「走る (運動)」時間を分で記録する．毎日歩く道や電車で「立つ」時間は暇な時に測っておくと便利である．階段は1回の所要時間が秒単位であることが多いので1日分合わせて分単位で書く (普通は1日で1～5分)．よく使う階段は段数を数えておく (およそ1段が0.5秒)．

3　記入欄は各動作ごとに上の欄から下の欄へ軽い活動から重い活動へと並んでいる．例にない活動の場合は，実際の動きを考えて最も近いと思われる強度のところに書く．

洗濯しながら掃除のように“ながら仕事”の場合は実際の体の動きを考えて自分が行った活動を書く．

「座る」　下記の特別な時以外は時間を記録したり，フォームに時間を記入する必要がない．

②-1：腕を使う座り仕事…重いアイロンを使った時

②-2：腕，足も使う座り作業…ペダルを使うピアノやエレクトーンの演奏

「立つ」　バイクは③-2に分類する．

③-1：何もしないで立っている状態…立ち話，電話，電車待ち，接客，門衛

平均的：手作業を伴う立ち仕事…炊事 (煮炊き，刻み)，食器洗い，集金，電車の中で立つ

③-2：腕，膝の屈伸も伴う立ち作業…上や下の棚への片づけ，機械操作，修理，点検，立位での看病，塗装，バイク運転

③-3：特別な立位の力作業…セメントこね，ドリルでの道路工事等

「歩く」　入浴，自転車は「平均的」に分類する．

④-1：ゆっくり歩行…室内・職場内での歩行，ショッピング，買い物品さだめ，散水，巡回，散歩

平均的：道路での普通歩行，歩行を伴う活動…通学・通勤時の歩行，掃除機，自転車，入浴，洗濯物干し，草抜き

④-2：10 kg程度の荷物を持った歩行…手提げ10 kg運搬，階段下りのみ，草刈り機

④-3：重い荷物の積み下ろし…道路での急ぎ足，積み下ろし

④-4：階段昇降…階段 (昇りと下り)，スコップ深耕

「走る」走ったり，運動や強い活動を行った時には実際に行った時間については次の値を使う．(着替え，休憩時間等は含まない．)キャッチボール，ゴルフ(平地)，軽いダンス程度：4.0，ラジオ体操：4.5，山地ハイキング：5.5，卓球，ボート，活発なダンス：6.0，テニス，スキー，バレーボール，ジョギング，登山：7.0，スケート：8.0，遠泳，横泳ぎ：9.0，平泳ぎ(流す)：11.0，ランニング：13.0，クロール(50m)：21.0

0.9×睡眠時間(分)＋1.53×座る時間(分)＋2.10×立つ時間(分)＋3.51×歩く時間(分)＋Σ［(走る活動の係数)×走る時間(分)］＋Σ［補正係数×時間(分)］　＝1440×PAL＝A

・エネルギー消費量(kcal/日)＝A×1分あたりの基礎代謝量(kcal/min)
・PAL＝A/1440

　図4-8は記入フォームを用いて図4-6の活動を簡易法で計算した例である．図4-7がコンピュータ計算であるのに対して，簡易法は計算量が少ないので手計算が可能である．結果は詳細な計算(図4-7)の3134 kcalに対して簡易法(図4-8)は3062 kcalであり，ほぼ同等の値が出ている．

4.8.1　簡易法でエネルギー消費量と身体活動レベル(PAL)を算出する方法

1)　基礎代謝の推定式を用いて1日の基礎代謝量と1分あたりの基礎代謝量を求める．
2)　主な活動と「座る」以外の活動時間を記入する．
　活動時間は＜エネルギー消費量・生活活動指数計算用フォームの書き方＞にしたがって該当する欄に記入する．各欄の時間の合計を右の合計欄に記入する．
3)　エネルギー消費量と身体活動レベル(PAL)を算出
　Aは1日の活動強度を示す数であるので，これを1440(分)で割ると，平均的な強度，すなわちPALが出る．また，Aに1分あたりの基礎代謝量をかけると1日のエネルギー消費量(kcal)が出る．

4.8.2　エネルギー量を決めて運動を計画する場合

　計算の手順は次のようである．
　①　1分あたりの基礎代謝量を計算する．
　②　A値の増加(kcal÷1分あたりの基礎代謝量)を計算する．
　③　Aの増加分の運動時間を計算する．
　例　体重63 kgの20歳男性が300 kcalの運動を「座る」活動に変えて行う場合

　　［計算手順］　　　　　　　　　　［計算例］
　　①1分あたりの基礎代謝量　　1.049＝(1510)÷1440
　　②A値の増加　　　　　　　　286.0＝300÷1.049
　　③付加運動時間(分)　　　　　水泳(Af=9.0)　　　　　テニス(Af=7.0)
　　　　　　　　　　　　　　　　38.3(分)＝286÷7.47　52.2(分)＝286÷5.47

この男性については300 kcalの付加運動とは水泳(遠泳)では38分，テ

ニスでは52分である．

単に300 kcalを消費する時間であれば，エネルギー消費量＝1分あたりの基礎代謝量×運動強度であるので，水泳 (遠泳) では32分，テニスでは41分である．

エネルギーのまとめ

1. 秒単位の強度の運動には筋肉中に貯えられているATP-クレアチンリン酸系によりエネルギーが供給される．
2. 短時間 (1-3分) の強度の運動時には酸素を使わない解糖経路 (乳酸系) において糖質 (グリコーゲン，グルコース) が代謝され，ATPが供給される．しかし，この系でのエネルギー産生は少なく，ピルビン酸から乳酸が作られる．
3. 長時間の運動の場合は有酸素系によるエネルギーの供給が行われる．糖質はピルビン酸からTCAサイクルにより，完全燃焼され，酸化的リン酸化により多くのATPを供給する．運動が長くなってくると，脂肪の燃焼によるエネルギーの供給が増えてくるが，脂肪のみを燃焼させることはできず，糖質の代謝があることが条件となる．
4. 糖質と脂肪の供給が不十分な状態では筋肉中のタンパク質がエネルギー源として使われるようになる．
5. ヒトのエネルギー消費は基礎代謝量，活動代謝量，食事による産熱効果の3種の消費より成る．基礎代謝量は生命維持に必要なエネルギー消費量で，1日の総消費量の60〜75％を占める．活動代謝は個人の意志により活動するエネルギー消費量である．食事による産熱効果が大きいのはタンパク質である．日本人の食事による産熱効果は全体の10％程度である．
6. エネルギー消費量の測定方法には直接法と間接法がある．直接法は発生した熱量を測定する方法であり，間接法は消費した酸素量と発生した炭酸ガス量からエネルギーを計算する方法である．
7. 身体活動レベルは1日の平均活動強度が基礎代謝の何倍であるかを示す指数で，1.75程度が「ふつう」とされている．

第5章
食事摂取基準 (2015年版)

5.1 食事摂取基準とは

　健康な個人および集団を対象として，健康の保持・増進のために日本人の食事摂取基準が厚生労働省により策定されている．これはエネルギーと栄養素の欠乏症を予防し，摂取のアンバランスによる生活習慣病の発症予防や過剰摂取による健康障害の予防を目的として，望ましいエネルギーと各栄養素の摂取量の基準を示すものである．食事摂取基準は2004年までは栄養所要量として示されてきたもので，栄養学や医学の進歩，生活環境の変化，食生活の変化，体位の向上などに伴い，5年毎にこれらの値は科学的根拠に基づいて見直しされている．2015年版食事摂取基準の数値は同年4月から2019年3月まで使用されるもので，健康の保持・増進，生活習慣病の発症予防とともに重症化予防も視野に入れているので，各疾患ガイドラインとも調和が図られている．

　第5章の図および表はすべて厚生労働省による「日本人の食事摂取基準2015年版策定検討会報告書」とそのスライド集に基づいて作成した．

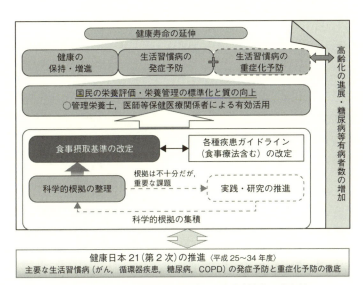

図5-1　日本人の食事摂取基準(2015年版)策定の方向性

5.1.1 エネルギーの指標と栄養素の5種類の指標

食事摂取基準にはエネルギー摂取の過不足を回避することを目的とするエネルギーの指標（BMI）と栄養素の摂取不足を回避するための3つの指標（推定平均必要量，推奨量，目安量），過剰摂取による健康障害を回避するための指標（耐容上限量），生活習慣病の予防を目的とする指標（目標量）が設定されている．

エネルギーの指標はエネルギーの摂取量と消費量のバランス（エネルギー収支バランス）（図5-2）の維持を示す指標としてBMIを用いる

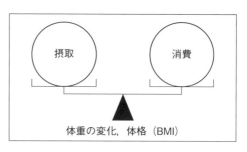

図5-2 エネルギー収支バランスの基本概念

栄養素の摂取不足を回避するための指標の基礎となる**推定平均必要量**は，ある対象集団において測定された必要量の分布に基づいた摂取量で，その母集団の50％の人しか必要量を満たさないものである．推定平均必要量に個人間の変動等を考慮した係数を掛けることにより，ほとんどの人（97〜98％）が充足する算出値を**推奨量**という．推定平均必要量が算定できない場合には，特定の集団におけるある一定の栄養状態を維持するのに十分な量として**目安量**が設定されている．一方，過剰摂取に対して，健康障害をもたらすリスクがないとみなされる習慣的な摂取量の上限を**耐容上限量**と定義している．なお，生活習慣病の予防のために現在の日本人が目標とすべき量として**目標量**が設定されている．

各栄養素についての5種類の指標の概念は図5-3のようである．

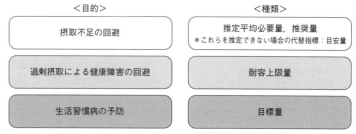

3つの目的からなる5つの指標で構成する．
摂取不足の回避を目的とする3種類の指標，過剰摂取による健康障害の回避を目的とする指標，及び生活習慣病の予防を目的とする指標から構成する．

図5-3 栄養素の指標の目的と種類

- **推定平均必要量**：必要量とはそれ以下では不足のリスクが出現する最小摂取量を意味する．推定平均必要量はある対象集団において測定された必要量の分布に基づいて，その母集団の平均値の推定値を示す．当該集団に属する50％の人が必要量を満たす（同時に50％の人が必要量を満たさない）と推定される摂取量と定義される．
- **推奨量**：推定平均必要量を基に算出される数値で，ある対象集団においてほとんどの人（97〜98％）が充足する摂取量．

$$\begin{array}{c}\text{推奨量}\\=\\\text{推定平均必要量}\times\\(1+2\times\text{変動係数})\\=\\\text{推定平均必要量}\times\\\text{推奨量算定係数}\end{array}$$

- **目安量**：推定平均必要量が算定できない場合に，特定の集団においてある一定の栄養状態を維持するのに十分な量と定義される．実際には，特定の集団において不足状態を示す人がほとんど観察されない量．
- **耐容上限量**：健康障害をもたらすリスクがないとみなされる習慣的な摂取量の上限値．
- **目標量**：生活習慣病の予防を目的として，現在の日本人が当面の目標とすべき摂取量．
- **図5-2 エネルギー収支バランスの基本概念**：エネルギー摂取量とエネルギー消費量が等しいとき，体重の変化はなく，健康的な体格（BMI）が保たれる．エネルギー摂取量がエネルギー消費量を上回ると体重は増加し，肥満につながる．エネルギー消費量がエネルギー摂取量を上回ると体重は減少し，やせにつながる．
- *BMI＝体重(kg)÷(身長(m))²

5.1 食事摂取基準とは

表 5-1 栄養素の指標の概念と特徴

値を考慮するポイント

	推定平均必要量(EAR) 推奨量(RDA) 目安量(AI)	耐容上限量(UL)	目標量(DG)
算定された値を考慮する必要性	可能な限り考慮する（回避したい程度によって異なる）	必ず考慮する	関連するさまざまな要因を検討して考慮する
対象とする健康障害における特定の栄養素の重要度	重要	重要	他に関連する環境要因がたくさんあるため一定ではない
健康障害が生じるまでの典型的な摂取期間	数か月間	数か月間	数年〜数十年間
算定された値を考慮した場合に対象とする健康障害が生じる可能性	推奨量付近，目安量付近であれば，可能性は低い	耐容上限量未満であれば，可能性はほとんどないが，完全には否定できない	ある（他の関連要因によっても生じるため）

図 5-4 は目標量以外の 4 つの指標について習慣的な摂取量と不足と過剰のリスクとの関連を図示したものである．

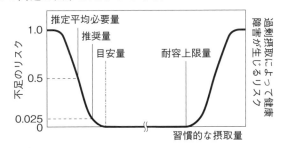

図 5-4 食事摂取基準の各指標を理解するための概念図

・**図 5-4 食事摂取基準の各指標を理解するための概念図**：縦軸は，個人の場合は不足または過剰によって健康障害が生じる確率を，集団の場合は不足状態にある者または過剰摂取によって健康障害を生じる者の割合を示す．

不足の確率が推定平均必要量では 0.5（50％）あり，推奨量では 0.02 〜 0.03（中間値として 0.025）（2 〜 3％または 2.5％）あることを示す．耐容上限量以上を摂取した場合には過剰摂取による健康障害が生じる潜在的なリスクが存在することを示す．そして，推奨量と耐容上限量とのあいだの摂取量では，不足のリスク，過剰摂取による健康障害が生じるリスクともに 0（ゼロ）に近いことを示す．

目安量については，推定平均必要量ならびに推奨量と一定の関係をもたない．しかし，推奨量と目安量を同時に算定することが可能であれば，目安量は推奨量よりも大きい（図では右方）と考えられるため，参考として付記した．

目標量は，他の概念と方法によって決められるため，ここには図示できない．

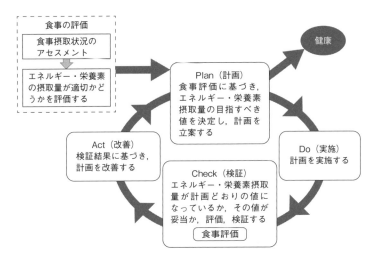

図 5-5 食事摂取基準の活用と PDCA サイクル

表 5-2 個人の食事改善を目的として食事摂取基準を活用する場合の基本的事項

目的	用いる指標	食事摂取状況のアセスメント	食事改善の計画と実施
エネルギー摂取の過不足の評価	体重変化量 BMI	●体重変化量を測定 ●測定されたBMIが、目標とするBMIの範囲を下回っていれば「不足」、上回っていれば「過剰」の恐れがないか、他の要因も含め、総合的に判断	●BMIが目標とする範囲内に留まること、又はその方向に体重が改善することを目的として立案 （留意点）一定期間をおいて2回以上の評価を行い、その結果に基づいて計画を変更、実施
栄養素の摂取不足の評価	推定平均必要量 推奨量 目安量	●測定された摂取量と推定平均必要量並びに推奨量から不足の可能性とその確率を推定 ●目安量を用いる場合は、測定された摂取量と目安量を比較し、不足していないことを確認	●推奨量よりも摂取量が少ない場合は、推奨量を目指す計画を立案 ●摂取量が目安量付近か、それ以上であれば、その量を維持する計画を立案 （留意点）測定された摂取量が目安量を下回っている場合は、不足の有無やその程度を判断できない
栄養素の過剰摂取の評価	耐容上限量	●測定された摂取量と耐容上限量から過剰摂取の可能性の有無を推定	●耐容上限量を超えて摂取している場合は耐容上限量未満になるための計画を立案 （留意点）耐容上限量を超えた摂取は避けるべきであり、それを超えて摂取していることが明らかになった場合は、問題を解決するために速やかに計画を修正、実施
生活習慣病の予防を目的とした評価	目標量	●測定された摂取量と目標量を比較．ただし、予防を目的としている生活習慣病が関連する他の栄養関連因子並びに非栄養性の関連因子の存在とその程度も測定し、これらを総合的に考慮した上で評価	●摂取量が目標量の範囲内に入ることを目的とした計画を立案 （留意点）予防を目的としている生活習慣病が関連する他の栄養関連因子並びに非栄養性の関連因子の存在と程度を明らかにし、これらを総合的に考慮した上で、対象とする栄養素の摂取量の改善の程度を判断．また、生活習慣病の特徴から考えて、長い年月にわたって実施可能な改善計画の立案と実施が望ましい

5.1.2 食事摂取基準の活用

食事摂取基準の目標は健康維持・増進である．これを達成するためにPDCAサイクルに基づく活用（図5-5）を基本とする．

まず，食事摂取状況のアセスメントにより，エネルギーと栄養素の摂取量が適切かどうかを評価する．食事評価に基づき，食事改善の計画を立案（Plan），実施し（Do），それらの検証を行う（Check）．検証を行う際には食事評価を行う．検証結果を踏まえさらに計画や実施を改善する（Act）．食事摂取状況のアセスメントは，食事摂取量と食事摂取基準の各指標を比較することによって行う．エネルギー摂取量の過不足の評価にはBMIま

表 5-3 集団の食事改善を目的として食事摂取基準を活用する場合の基本的事項

目的	用いる指標	食事摂取状況のアセスメント	食事改善の計画と実施
エネルギー摂取の過不足の評価	体重変化量 BMI	●体重変化量を測定 ●測定されたBMIの分布から，BMIが目標とするBMIの範囲を下回っている，あるいは上回っている者の割合を算出	●BMIが目標とする範囲内に留まっている者の割合を増やすことを目的として計画を立案 (留意点)一定期間をおいて2回以上の評価を行い，その結果に基づいて計画を変更し，実施
栄養素の摂取不足の評価	推定平均必要量 目安量	●測定された摂取量の分布と推定平均必要量から，推定平均必要量を下回る者の割合を算出 ●目安量を用いる場合は，摂取量の中央値と目安量を比較し，不足していないことを確認	●推定平均必要量では，推定平均必要量を下回って摂取している者の集団内における割合をできるだけ少なくするための計画を立案 ●目安量では，摂取量の中央値が目安量付近かそれ以上であれば，その量を維持するための計画を立案 (留意点)摂取量の中央値が目安量を下回っている場合，不足状態にあるかどうかは判断できない
栄養素の過剰摂取の評価	耐容上限量	●測定された摂取量の分布と耐容上限量から，過剰摂取の可能性を有する者の割合を算出	●集団全員の摂取量が耐容上限量未満になるための計画を立案 (留意点)耐容上限量を超えた摂取は避けるべきであり，超えて摂取している者がいることが明らかになった場合は，問題を解決するために速やかに計画を修正，実施
生活習慣病の予防を目的とした評価	目標量	●測定された摂取量の分布と目標量から，目標量の範囲を逸脱する者の割合を算出する．ただし，予防を目的としている生活習慣病が関連する他の栄養関連因子並びに非栄養性の関連因子の存在と程度も測定し，これらを総合的に考慮したうえで評価	●摂取量が目標量の範囲内に入る者または近づく者の割合を増やすことを目的とした計画を立案 (留意点)予防を目的としている生活習慣病が関連する他の栄養関連因子並びに非栄養性の関連因子の存在とその程度を明らかにし，これらを総合的に考慮した上で，対象とする栄養素の摂取量の改善の程度を判断．また，生活習慣病の特徴から考え，長い年月にわたって実施可能な改善計画の立案と実施が望ましい

たは体重変化量を用いる．食事摂取量の調査には測定誤差，日間変動，過小（過大）申告などの問題点があることを理解して行うことが必要である．

5.1.3 エネルギー

エネルギーの収支バランスは【エネルギー摂取量】－【エネルギー消費量】として定義する．

摂取量が消費量を上回る状態（正のエネルギー収支バランス）が続けば体重は増加し，反対に消費量が摂取量を上回る状態（負のエネルギー収支

バランス）が続けば体重は減少する．したがって，短期的なエネルギーの収支バランスは体重の変化で評価できる．多くの成人では長期間にわたって体重・体組織は比較的一定で，エネルギーの収支バランスはほぼゼロに保たれており，肥満や低栄養の場合でも体重・体組成がそのままで収支バランスがゼロのことがある．健康の保持・増進，生活習慣病の予防には，目標とする BMI（表 5-4）を維持するエネルギー摂取量（＝エネルギー消費量）であることが重要である．

表 5-4 目標とする BMI の範囲（18 歳以上）＊

年齢（歳）	目標とする BMI（kg/m^2）
18 〜 49	18.5 〜 24.9
50 〜 69	20.0 〜 24.9
70 以上	21.5 〜 24.9

＊：男女共通．あくまでも参考として使用すべきである．

表 5-5 参照体位（参照身長，参照体重）と参照体重における基礎代謝量

性　別	男　性			女　性		
年　齢	参照身長（cm）	参照体重（kg）	基礎代謝量（kcal/日）	参照身長（cm）	参照体重（kg）	基礎代謝量（kcal/日）
0 〜 5（月）	61.5	6.3	—	60.1	5.9	—
6 〜 11（月）	71.6	8.8	—	70.2	8.1	—
6 〜 8（月）	69.8	8.4	—	68.3	7.8	—
9 〜 11（月）	73.2	9.1	—	71.9	8.4	—
1 〜 2（歳）	85.8	11.5	700	84.6	11.0	660
3 〜 5（歳）	103.6	16.5	900	103.2	16.1	840
6 〜 7（歳）	119.5	22.2	980	118.3	21.9	920
8 〜 9（歳）	130.4	28.0	1,140	130.4	27.4	1,050
10 〜 11（歳）	142.0	35.6	1,330	144.0	36.3	1,260
12 〜 14（歳）	160.5	49.0	1,520	155.1	47.5	1,410
15 〜 17（歳）	170.1	59.7	1,610	157.7	51.9	1,310
18 〜 29（歳）	170.3	63.2	1,520	158.0	50.0	1,110
30 〜 49（歳）	170.7	68.5	1,530	158.0	53.1	1,150
50 〜 69（歳）	166.6	65.3	1,400	153.5	53.0	1,100
70 以上（歳）	160.8	60.0	1,290	148.0	49.5	1,020

表 5-6 身体活動レベル別にみた活動内容と活動時間の代表例

身体活動レベル	低い（Ⅰ） 1.50 （1.40 〜 1.60）	ふつう（Ⅱ） 1.75 （1.60 〜 1.90）	高い（Ⅲ） 2.00 （1.90 〜 2.20）
日常生活の内容	生活の大部分が座位で，静的な活動が中心の場合	座位中心の仕事だが，職場内での移動や立位での作業・接客等，あるいは通勤・買い物・家事，軽いスポーツ等のいずれかを含む場合	移動や立位の多い仕事への従事者，あるいはスポーツ等余暇における活発な運動習慣を持っている場合
中程度の強度（3.0 〜 5.9 メッツ）の身体活動の 1 日あたりの合計時間（時間/日）	1.65	2.06	2.53
仕事での 1 日当たりの合計歩行時間（時間/日）	0.25	0.54	1.00

目標とするBMIは総死亡率（死因を問わない死亡率）が最低になるBMIの範囲より決められている．推定エネルギー必要量（表5-7）は食事評価の初期値として使用するのがよい．

推定エネルギー必要量すなわち推定エネルギー消費量は基礎代謝量×身体活動レベルとして計算できる（欄外の計算式）．

推定エネルギー必要量
＝推定エネルギー消費量
＝（参照体重における）基礎代謝量（表5-5）×身体活動レベル（表5-7）

表5-7　推定エネルギー必要量(kcal/日)（参考表）とその算出の基となる身体活動レベルの値

身体活動レベル	レベルⅠ（低い）			レベルⅡ（ふつう）			レベルⅢ（高い）		
性別	男性	女性	身体活動レベル	男性	女性	身体活動レベル	男性	女性	身体活動レベル
	エネルギー(kcal/日)			エネルギー(kcal/日)			エネルギー(kcal/日)		
0～5（月）	—	—	—	550	500	—	—	—	—
6～8（月）	—	—	—	650	600	—	—	—	—
9～11（月）	—	—	—	700	650	—	—	—	—
1～2（歳）	—	—	—	950	900	1.35	—	—	—
3～5（歳）	—	—	—	1,300	1,250	1.45	—	—	—
6～7（歳）	1,350	1,250	1.35	1,550	1,450	1.55	1,750	1,650	1.75
8～9（歳）	1,600	1,500	1.40	1,850	1,700	1.60	2,100	1,900	1.80
10～11（歳）	1,950	1,850	1.45	2,250	2,100	1.65	2,500	2,350	1.85
12～14（歳）	2,300	2,150	1.50	2,600	2,400	1.70	2,900	2,700	1.90
15～17（歳）	2,500	2,050	1.55	2,850	2,300	1.75	3,150	2,550	1.95
18～29（歳）	2,300	1,650	1.50	2,650	1,950	1.75	3,050	2,200	2.00
30～49（歳）	2,300	1,750	1.50	2,650	2,000	1.75	3,050	2,300	2.00
50～69（歳）	2,100	1,650	1.50	2,450	1,900	1.75	2,800	2,200	2.00
70以上（歳）[1]	1,850	1,500	1.45	2,200	1,750	1.70	2,500	2,000	1.95
妊婦（付加量）[2] 初期		＋50			＋50			＋50	
中期		＋250			＋250			＋250	
後期		＋450			＋450			＋450	
授乳婦（付加量）		＋350			＋350			＋350	

1　主として70～75歳ならびに自由な生活を営んでいる対象者に基づく報告から算定．
2　妊婦個々の体格や妊娠中の体重増加量．胎児の発育状況の評価を行うことが必要．
注1：活用に当たっては，食事摂取状況のアセスメント，体重およびBMIの把握を行い，エネルギーの過不足は，体重の変化またはBMIを用いて評価すること．
注2：身体活動レベルⅠの場合，少ないエネルギー消費量に見合った少ないエネルギー摂取量を維持することになるため，健康の保持・増進の観点からは，身体活動を増加させる必要があること．

5.1.4　タンパク質

タンパク質の食事摂取基準は窒素出納維持量を基に算定され，タンパク質維持必要量は，成人では0.65/kg体重/日，高齢者では0.85/kg体重/日として算定されている（表5-8）．

5.1.5　脂質

脂質は総量と飽和脂肪酸が目標量としてエネルギー比率（％）で設定され，n-6系脂肪酸とn-3系脂肪酸の目安量は必須脂肪酸であるので，絶対量（g/日）で示されている（表5-9, 5-10）．

5.1.6　炭水化物

炭水化物はエネルギーバランスが目標量として，設定されている．アル

表 5-8 タンパク質の食事摂取基準(g/日)
(推定平均必要量,推奨量,目安量: g/日,目標量(中央値):%エネルギー)

年齢	男性			女性		
	推定平均必要量	推奨量	目標量[1](中央値)[2]	推定平均必要量	推奨量	目標量[1](中央値)[2]
0〜5(月)*	—	10(目安量)	—	—	10(目安量)	—
6〜8(月)*	—	15(目安量)	—	—	15(目安量)	—
9〜11(月)*	—	25(目安量)	—	—	25(目安量)	—
1〜2(歳)	15	20	13〜20(16.5)	15	20	13〜20(16.5)
3〜5(歳)	20	25	13〜20(16.5)	20	25	13〜20(16.5)
6〜7(歳)	25	35	13〜20(16.5)	25	30	13〜20(16.5)
8〜9(歳)	35	40	13〜20(16.5)	30	40	13〜20(16.5)
10〜11(歳)	40	50	13〜20(16.5)	40	50	13〜20(16.5)
12〜14(歳)	50	60	13〜20(16.5)	45	55	13〜20(16.5)
15〜17(歳)	50	65	13〜20(16.5)	45	55	13〜20(16.5)
18〜29(歳)	50	60	13〜20(16.5)	40	50	13〜20(16.5)
30〜49(歳)	50	60	13〜20(16.5)	40	50	13〜20(16.5)
50〜69(歳)	50	60	13〜20(16.5)	40	50	13〜20(16.5)
70以上(歳)	50	60	13〜20(16.5)	40	50	13〜20(16.5)
妊婦(付加量) 初期				+0	+0	—
中期				+5	+10	—
後期				+20	+25	—
授乳婦 (付加量)				+15	+20	—

* 乳児の目安量は,母乳栄養児の値.
1 範囲については,おおむねの値を示したもの.
2 中央値は,範囲の中央値を示したもので,最も望ましい値を示すものではない.

表 5-9 脂質の食事摂取基準

年齢	脂質の総エネルギーに占める割合:脂肪エネルギー比(%エネルギー)		飽和脂肪酸(%エネルギー)	
	男性	女性	男性	女性
	目標量[1](中央値)[2]	目標量[1](中央値)[2]	目標量(%)	目標量(%)
0〜5(月)	50(目安量)	50(目安量)	—	—
6〜11(月)	40(目安量)	40(目安量)	—	—
1〜2(歳)	20〜30(25)	20〜30(25)	—	—
3〜5(歳)	20〜30(25)	20〜30(25)	—	—
6〜7(歳)	20〜30(25)	20〜30(25)	—	—
8〜9(歳)	20〜30(25)	20〜30(25)	—	—
10〜11(歳)	20〜30(25)	20〜30(25)	—	—
12〜14(歳)	20〜30(25)	20〜30(25)	—	—
15〜17(歳)	20〜30(25)	20〜30(25)	—	—
18〜29(歳)	20〜30(25)	20〜30(25)	7以下	7以下
30〜49(歳)	20〜30(25)	20〜30(25)	7以下	7以下
50〜69(歳)	20〜30(25)	20〜30(25)	7以下	7以下
70以上(歳)	20〜30(25)	20〜30(25)	7以下	7以下
妊婦		—		—
授乳婦		—		—

1:範囲については,おおむねの値を示したもの.
2:中央値は範囲の中央値を示したもので,最も望ましい値を示すものではない.

コールは炭水化物ではないが,そのエネルギー産生量は炭水化物の合計量に含めることとし,炭水化物の%エネルギーはタンパク質並びに脂質の残余とする.ただし,アルコールの摂取を勧めるものではない.食物繊維は

表 5-10　n-6 系脂肪酸, n-3 系脂肪酸の食事摂取基準(g/日)

年齢	n-6 系脂肪酸		n-3 系脂肪酸	
	男性	女性	男性	女性
	目安量(g/日)	目安量(g/日)	目安量(g/日)	目安量(g/日)
0～5(月)	4	4	0.9	0.9
6～11(月)	4	4	0.8	0.8
1～2(歳)	5	5	0.7	0.8
3～5(歳)	7	6	1.3	1.1
6～7(歳)	7	7	1.4	1.3
8～9(歳)	9	7	1.7	1.4
10～11(歳)	9	8	1.7	1.5
12～14(歳)	12	10	2.1	1.8
15～17(歳)	13	10	2.3	1.7
18～29(歳)	11	8	2.0	1.6
30～49(歳)	10	8	2.1	1.6
50～69(歳)	10	8	2.4	2.0
70以上(歳)	8	7	2.2	1.9
妊婦		9		1.8
授乳婦		9		1.8

表 5-11　炭水化物・食物繊維の食事摂取基準

年齢	炭水化物(%エネルギー)		食物繊維(g/日)	
	男性	女性	男性	女性
	目標量[1,2](中央値[3])	目標量[1,2](中央値[3])	目標量	目標量
0～5(月)	―	―	―	―
6～11(月)	―	―	―	―
1～2(歳)	50～65(57.5)	50～65(57.5)	―	―
3～5(歳)	50～65(57.5)	50～65(57.5)	―	―
6～7(歳)	50～65(57.5)	50～65(57.5)	11以上	10以上
8～9(歳)	50～65(57.5)	50～65(57.5)	12以上	12以上
10～11(歳)	50～65(57.5)	50～65(57.5)	13以上	13以上
12～14(歳)	50～65(57.5)	50～65(57.5)	17以上	16以上
15～17(歳)	50～65(57.5)	50～65(57.5)	19以上	17以上
18～29(歳)	50～65(57.5)	50～65(57.5)	20以上	18以上
30～49(歳)	50～65(57.5)	50～65(57.5)	20以上	18以上
50～69(歳)	50～65(57.5)	50～65(57.5)	20以上	18以上
70以上(歳)	50～65(57.5)	50～65(57.5)	19以上	17以上
妊婦(付加量)		―		―
授乳婦(付加量)		―		―

1: 範囲については, おおむねの値を示したもの.
2: アルコールを含む. ただし, アルコールの摂取を勧めるものではない.
3: 中央値は範囲の中央値を示したもので, 最も望ましい値を示すものではない.

生活習慣病, 特に心筋梗塞の発症との関連の報告が多いところから今まで 18 歳以上であった目標量が今回 6 歳以上について設定された (表 5-11).

5.1.7　エネルギー産生栄養バランス

エネルギーを産生する栄養素すなわち, タンパク質, 脂質, 炭水化物 (アルコールを含む) が総エネルギー摂取量に占めるべき割合 (%エネルギー) が表 5-12 に示されている. 脂質のうち飽和脂肪酸については生活習慣病

表 5-12　エネルギー産生栄養素バランス（％エネルギー）

年齢等	目標量[1]（中央値[2]）男女共通			
	タンパク質	脂質[3]		炭水化物[4,5]
		脂質	飽和脂肪酸	
0～11（月）	—	—	—	—
1～17（歳）	13～20（16.5）	20～30（25）	—	50～65（57.5）
18～69（歳）	13～20（16.5）	20～30（25）	7 以下	50～65（57.5）
70 以上（歳）	13～20（16.5）	20～30（25）	7 以下	50～65（57.5）

1：各栄養素の範囲については，おおむねの値を示したものであり，生活習慣病の予防や高齢者の虚弱の予防の観点からは，弾力的に運用すること．
2：中央値は，範囲の中央値を示したものであり，最も望ましい値を示すものではない．
3：脂質については，その構成成分である飽和脂肪酸など，質への配慮を十分に行う必要がある．
4：アルコールを含む．ただし，アルコールの摂取を勧めるものではない．
5：食物繊維の目標量を十分に注意すること．

予防の観点から別に上限値（％エネルギー）が示されている．

5.1.8　ビタミン

脂溶性ビタミン（ビタミン A，ビタミン E，ビタミン D，ビタミン K），水溶性ビタミン（ビタミン B_1，ビタミン B_2，ナイアシン，ビタミン B_6，葉酸，ビタミン B_{12}，ビオチン，パントテン酸，ビタミン C）について，食事摂取基準が設定されている（表 5-13，5-14）．

5.1.9　ミネラル

多量ミネラル（ナトリウム，カリウム，カルシウム，マグネシウム，リン，），微量元素（鉄，亜鉛，銅，マンガン，ヨウ素，セレン，クロム，モリブデン）の 13 種類について食事摂取基準が設定されている（表 5-15，5-16）．ナトリウム（食塩相当量）については高血圧予防の観点から男女とも前回より低い値に変更された．カリウムは小児期からの生活習慣病予防のため，従来 18 歳以上であった目標量が 6 歳以上について策定された．

表5-13 ビタミンの食事摂取基準(1)

年齢	ビタミン A(μgRAE/日)[1]					
	男性			女性		
	推定平均必要量[2]	推奨量[2] (目安量)[3]	耐容上限量[3]	推定平均必要量[2]	推奨量[2] (目安量)[3]	耐容上限量[3]
0〜5(月)	—	(300)	600	—	(300)	600
6〜11(月)	—	(400)	600	—	(400)	600
1〜2(歳)	300	400	600	250	350	600
3〜5(歳)	350	500	700	300	400	700
6〜7(歳)	300	450	900	300	400	900
8〜9(歳)	350	500	1,200	350	500	1,200
10〜11(歳)	450	600	1,500	400	600	1,500
12〜14(歳)	550	800	2,100	500	700	2,100
15〜17(歳)	650	900	2,600	500	650	2,600
18〜29(歳)	600	850	2,700	450	650	2,700
30〜49(歳)	650	900	2,700	500	700	2,700
50〜69(歳)	600	850	2,700	500	700	2,700
70以上(歳)	550	800	2,700	450	650	2,700
妊婦(付加量) 初期				+0	+0	—
中期				+0	+0	—
後期				+60	+80	—
授乳婦 (付加量)				+300	+450	—

1:レチノール活性当量(μgRAE)=レチノール(μg)+β-カロテン(μg)×1/12+α-カロテン(μg)×1/24+β-クリプトキサンチン(μg)×1/24+その他のプロビタミンAカロテノイド(μg)×1/24 2:プロビタミンAカロテノイドを含む. 3:プロビタミンAカロテノイドを含まない.

年齢	ビタミン D(μg/日)				ビタミン E(mg/日)[1]				ビタミン K(μg/日)	
	男性		女性		男性		女性		男性	女性
	目安量	耐容上限量	目安量	耐容上限量	目安量	耐容上限量	目安量	耐容上限量	目安量	目安量
0〜5(月)	5.0	25	5.0	25	3.0	—	3.0	—	4	4
6〜11(月)	5.0	25	5.0	25	4.0	—	4.0	—	7	7
1〜2(歳)	2.0	20	2.0	20	3.5	150	3.5	150	60	60
3〜5(歳)	2.5	30	2.5	30	4.5	200	4.5	200	70	70
6〜7(歳)	3.0	40	3.0	40	5.0	300	5.0	300	85	85
8〜9(歳)	3.5	40	3.5	40	5.5	350	5.5	350	100	100
10〜11(歳)	4.5	60	4.5	60	5.5	450	5.5	450	120	120
12〜14(歳)	5.5	80	5.5	80	7.5	650	6.0	600	150	150
15〜17(歳)	6.0	90	6.0	90	7.5	750	6.0	650	160	160
18〜29(歳)	5.5	100	5.5	100	6.5	800	6.0	650	150	150
30〜49(歳)	5.5	100	5.5	100	6.5	900	6.0	700	150	150
50〜69(歳)	5.5	100	5.5	100	6.5	850	6.0	700	150	150
70以上(歳)	5.5	100	5.5	100	6.5	750	6.0	650	150	150
妊婦			7.0	—			6.5	—		150
授乳婦			8.0	—			7.0	—		150

1 α-トコフェロールについて算定. α-トコフェロール以外のビタミンEは含まない.

年齢	ビタミン B_1(mg/日)[1]				ビタミン B_2(μg/日)[1]			
	男性		女性		男性		女性	
	推定平均必要量	推奨量 (目安量)	推定平均必要量	推奨量 (目安量)	推定平均必要量	推奨量 (目安量)	推定平均必要量	推奨量 (目安量)
0〜5(月)	—	0.1(目安量)	—	0.1(目安量)	—	0.3(目安量)	—	0.3(目安量)
6〜11(月)	—	0.2(目安量)	—	0.2(目安量)	—	0.4(目安量)	—	0.4(目安量)
1〜2(歳)	0.4	0.5	0.4	0.5	0.5	0.6	0.5	0.5
3〜5(歳)	0.6	0.7	0.6	0.7	0.7	0.8	0.6	0.8
6〜7(歳)	0.7	0.8	0.7	0.8	0.8	0.9	0.7	0.9
8〜9(歳)	0.8	1.0	0.8	0.9	0.9	1.1	0.9	1.0
10〜11(歳)	1.0	1.2	0.9	1.1	1.1	1.4	1.1	1.3
12〜14(歳)	1.2	1.4	1.0	1.3	1.3	1.6	1.2	1.4
15〜17(歳)	1.3	1.5	1.0	1.2	1.4	1.7	1.2	1.4
18〜29(歳)	1.2	1.4	0.9	1.1	1.3	1.6	1.0	1.2
30〜49(歳)	1.2	1.4	0.9	1.1	1.3	1.6	1.0	1.2
50〜69(歳)	1.1	1.3	0.9	1.0	1.2	1.5	1.0	1.1
70以上(歳)	1.0	1.2	0.8	0.9	1.1	1.3	0.9	1.1
妊婦 (付加量)			+0.2	+0.2			+0.2	+0.3
授乳婦 (付加量)			+0.2	+0.2			+0.5	+0.6

1 身体活動レベルⅡの推定エネルギー必要量を用いて算定＊特記事項：推定平均必要量は脚気を予防する最小必要量ではなく,尿中にビタミンB_1の排泄量が増大し始める摂取量(体内飽和量)から算定

1 身体活動レベルⅡの推定エネルギー必要量を用いて算定＊特記事項：推定平均必要量は口唇炎等,欠乏症を予防する最小摂取量ではなく,尿中にビタミンB_2の排泄量が増大し始める摂取量(体内飽和量)から算定

表5-14 ビタミンの食事摂取基準(Ⅱ)

年齢	ナイアシン(mgNE/日)[1]						ビタミンB_6(mg/日)[1]					
	男性			女性			男性			女性		
	推定平均必要量	推奨量(目安量)	耐容上限量[2]	推定平均必要量	推奨量(目安量)	耐容上限量[2]	推定平均必要量	推奨量(目安量)	耐容上限量[2]	推定平均必要量	推奨量(目安量)	耐容上限量[2]
0～5(月)[3]	—	2(目安量)	—	—	2(目安量)	—	—	0.2(目安量)	—	—	0.2(目安量)	—
6～11(月)	—	3(目安量)	—	—	3(目安量)	—	—	0.3(目安量)	—	—	0.3(目安量)	—
1～2(歳)	5	5	60(15)	4	5	60(15)	0.4	0.5	10	0.4	0.5	10
3～5(歳)	6	7	80(20)	6	7	80(20)	0.5	0.6	15	0.5	0.6	15
6～7(歳)	7	9	100(30)	7	8	100(25)	0.7	0.8	20	0.6	0.7	20
8～9(歳)	9	11	150(35)	8	10	150(35)	0.8	0.9	25	0.8	0.9	25
10～11(歳)	11	13	200(45)	10	12	200(45)	1.0	1.2	30	1.0	1.2	30
12～14(歳)	12	15	250(60)	12	14	250(60)	1.2	1.4	40	1.1	1.3	40
15～17(歳)	14	16	300(75)	11	13	250(65)	1.2	1.5	50	1.1	1.3	45
18～29(歳)	13	15	300(80)	9	11	250(65)	1.2	1.4	55	1.0	1.2	45
30～49(歳)	13	15	350(85)	10	12	250(65)	1.2	1.4	60	1.0	1.2	45
50～69(歳)	12	14	350(80)	9	11	250(65)	1.2	1.4	55	1.0	1.2	45
70以上(歳)	11	13	300(75)	8	10	250(60)	1.2	1.4	50	1.0	1.2	40
妊婦 (付加量)				—	+3	—				+0.2	+0.2	—
授乳婦(付加量)				—	+3	—				+0.3	+0.3	—

1 NE＝ナイアシン当量＝ナイアシン＋1/60トリプトファン，身体活動レベルⅡの推定エネルギー必要量を用いて算定．
2 ニコチンアミドのmg量，( )内はニコチン酸のmg量．参照体重を用いて算定．3 単位はmg/日

1 タンパク質食事摂取基準の推奨量より算定(妊婦・授乳婦の付加量は除く)
2 食事性ビタミンB_6の量ではなく，ピリドキシンとしての量．

年齢	ビタミンB_{12}(μg/日)				葉酸(μg/日)[1]					
	男性		女性		男性			女性		
	推定平均必要量	推奨量(目安量)	推定平均必要量	推奨量(目安量)	推定平均必要量	推奨量(目安量)	耐容上限量[2]	推定平均必要量	推奨量(目安量)	耐容上限量[2]
0～5(月)	—	0.4(目安量)	—	0.4(目安量)	—	40(目安量)	—	—	40(目安量)	—
6～11(月)	—	0.5(目安量)	—	0.5(目安量)	—	60(目安量)	—	—	60(目安量)	—
1～2(歳)	0.7	0.9	0.7	0.9	70	90	200	70	90	200
3～5(歳)	0.8	1.0	0.8	1.0	80	100	300	80	100	300
6～7(歳)	1.0	1.3	1.0	1.3	100	130	400	100	130	400
8～9(歳)	1.2	1.5	1.2	1.5	120	150	500	120	150	500
10～11(歳)	1.5	1.8	1.5	1.8	150	180	700	150	180	700
12～14(歳)	1.9	2.3	1.9	2.3	190	230	900	190	230	900
15～17(歳)	2.1	2.5	2.1	2.5	210	250	900	210	250	900
18～29(歳)	2.0	2.4	2.0	2.4	200	240	900	200	240	900
30～49(歳)	2.0	2.4	2.0	2.4	200	240	1,000	200	240	1,000
50～69(歳)	2.0	2.4	2.0	2.4	200	240	1,000	200	240	1,000
70以上(歳)	2.0	2.4	2.0	2.4	200	240	900	200	240	900
妊婦 (付加量)			+0.3	+0.4				+200	+240	—
授乳婦(付加量)			+0.7	+0.8				+80	+100	—

1 妊娠を計画している女性，または妊娠の可能性がある女性は，神経管閉鎖障害のリスク低減のために，付加的に400μg/日のプテロイルモノグルタミン酸の摂取が望まれる．
2 サプリメントや強化食品に含まれているプテロイルモノグルタミン酸の量．

年齢	パントテン酸(mg/日)		ビオチン(μg/日)		ビタミンC(mg/日)			
	男性	女性	男性	女性	男性		女性	
	目安量	目安量	目安量	目安量	推定平均必要量	推奨量(目安量)	推定平均必要量	推奨量(目安量)
0～5(月)	4	4	4	4	—	40(目安量)	—	40(目安量)
6～11(月)	3	3	10	10	—	40(目安量)	—	40(目安量)
1～2(歳)	3	3	20	20	30	35	30	35
3～5(歳)	4	4	20	20	35	40	35	40
6～7(歳)	5	5	25	25	45	55	45	55
8～9(歳)	5	5	30	30	50	60	50	60
10～11(歳)	6	6	35	35	60	75	60	75
12～14(歳)	7	7	50	50	80	95	80	95
15～17(歳)	7	5	50	50	85	100	85	100
18～29(歳)	5	4	50	50	85	100	85	100
30～49(歳)	5	4	50	50	85	100	85	100
50～69(歳)	5	5	50	50	85	100	85	100
70以上(歳)	5	5	50	50	85	100	85	100
妊婦		5		50			+10(付加量)	+10(付加量)
授乳婦		5		50			+40(付加量)	+45(付加量)

特記事項：推定平均必要量は壊血病の回避ではなく，心臓血管系の疾病予防効果並びに抗酸化作用効果から算定

表 5-15 ミネラルの食事摂取基準（Ⅰ）

年齢	ナトリウム(mg/日) （ ）は食塩相当量(g/日)				カリウム(mg/日)			
	男性		女性		男性		女性	
	推定平均必要量	目標量 目安量	推定平均必要量	目標量 目安量	目安量	目標量	目安量	目標量
0～5（月）	—	100(0.3)	—	100(0.3)	400	—	400	—
6～11（月）	—	600(1.5)	—	600(1.5)	700	—	700	—
1～2（歳）	—	(3.0 未満)	—	(3.5 未満)	900	—	800	—
3～5（歳）	—	(4.0 未満)	—	(4.5 未満)	1,100	—	1,000	—
6～7（歳）	—	(5.0 未満)	—	(5.5 未満)	1,300	1,800 以上	1,200	1,800 以上
8～9（歳）	—	(5.5 未満)	—	(6.0 未満)	1,600	2,000 以上	1,500	2,000 以上
10～11（歳）	—	(6.5 未満)	—	(7.0 未満)	1,900	2,200 以上	1,800	2,000 以上
12～14（歳）	—	(8.0 未満)	—	(7.0 未満)	2,400	2,600 以上	2,200	2,400 以上
15～17（歳）	—	(8.0 未満)	—	(7.0 未満)	2,800	3,000 以上	2,100	2,600 以上
18～29（歳）	600(1.5)	(8.0 未満)	600(1.5)	(7.0 未満)	2,500	3,000 以上	2,000	2,600 以上
30～49（歳）	600(1.5)	(8.0 未満)	600(1.5)	(7.0 未満)	2,500	3,000 以上	2,000	2,600 以上
50～69（歳）	600(1.5)	(8.0 未満)	600(1.5)	(7.0 未満)	2,500	3,000 以上	2,000	2,600 以上
70 以上（歳）	600(1.5)	(8.0 未満)	600(1.5)	(7.0 未満)	2,500	3,000 以上	2,000	2,600 以上
妊婦			—	—			2,000	—
授乳婦			—	—			2,200	—

年齢	カルシウム(mg/日)						マグネシウム(mg/日)			
	男性			女性			男性		女性	
	推定平均必要量	推奨量 目安量	耐容上限量	推定平均必要量	推奨量 目安量	耐容上限量	推定平均必要量	推奨量 目安量	推定平均必要量	推奨量 目安量
0～5（月）	—	200	—	—	200	—	—	20	—	20
6～11（月）	—	250	—	—	250	—	—	60	—	60
1～2（歳）	350	450	—	350	400	—	60	70	60	70
3～5（歳）	500	600	—	450	550	—	80	100	80	100
6～7（歳）	500	600	—	450	550	—	110	130	110	130
8～9（歳）	550	650	—	600	750	—	140	170	140	160
10～11（歳）	600	700	—	600	750	—	180	210	180	220
12～14（歳）	850	1,000	—	700	800	—	250	290	240	290
15～17（歳）	650	800	—	550	650	—	300	360	260	310
18～29（歳）	650	800	2,500	550	650	2,500	280	340	230	270
30～49（歳）	550	650	2,500	550	650	2,500	310	370	240	290
50～69（歳）	600	700	2,500	550	650	2,500	290	350	240	290
70 以上（歳）	600	700	2,500	500	650	2,500	270	320	220	270
妊婦（付加量）				—	—	—			+30	+40
授乳婦（付加量）				—	—	—			—	—

通常の食品摂取の場合，耐容上限量は設定しない．通常の食品以外からの摂取量の耐容上限量は，成人の場合 350mg/日，小児では 5mg/kg 体重とする．

年齢	リン(mg/日)				鉄(mg/日)[1]							
	男性		女性		男性			女性（月経なし）		女性（月経あり）		女性
	目安量	耐容上限量	目安量	耐容上限量	推定平均必要量	推奨量 目安量	耐容上限量	推定平均必要量	推奨量	推定平均必要量	推奨量 目安量	耐容上限量
0～5（月）	120	—	120	—	—	0.5	—	—	—	—	0.5	—
6～11（月）	260	—	260	—	3.5	5.0	—	3.5	4.5	—	—	—
1～2（歳）	500	—	500	—	3.0	4.5	25	3.0	4.5	—	—	20
3～5（歳）	800	—	600	—	4.0	5.5	25	3.5	5.0	—	—	25
6～7（歳）	900	—	900	—	4.5	6.5	30	4.5	6.5	—	—	30
8～9（歳）	1,000	—	900	—	6.0	8.0	35	6.0	8.5	—	—	35
10～11（歳）	1,100	—	1,000	—	7.0	10.0	35	7.0	10.0	10.0	14.0	35
12～14（歳）	1,200	—	1,100	—	8.5	11.5	50	7.0	10.0	10.0	14.0	50
15～17（歳）	1,200	—	900	—	8.0	9.5	50	5.5	7.0	8.5	10.5	40
18～29（歳）	1,000	3,000	800	3,000	6.0	7.0	50	5.0	6.0	8.5	10.5	40
30～49（歳）	1,000	3,000	800	3,000	6.5	7.5	55	5.5	6.5	9.0	10.5	40
50～69（歳）	1,000	3,000	800	3,000	6.0	7.5	50	5.5	6.5	9.0	10.5	40
70 以上（歳）	1,000	3,000	800	3,000	6.0	7.0	50	5.0	6.0	—	—	40
妊婦（ ）は付加量 初期			800	—				(+2.0)	(+2.5)	—	—	—
中期・後期								(+12.5)	(+15.0)	—	—	—
授乳婦（ ）は付加量			800	—				(+2.0)	(+2.5)	—	—	—

1 過多月経（月経出血量が 80ml/回以上）の人を除外して策定

表 5-16 ミネラルの食事摂取基準（Ⅱ）

年齢	亜鉛（mg/日）							銅（mg/日）						
	男性			女性			男性			女性		
	推定平均必要量	推奨量 [目安量]	耐容上限量	推定平均必要量	推奨量 [目安量]	耐容上限量	推定平均必要量	推奨量 [目安量]	耐容上限量	推定平均必要量	推奨量 [目安量]	耐容上限量
0〜5（月）	—	[2]	—	—	[2]	—	—	[0.3]	—	—	[0.3]	—
6〜11（月）	—	[3]	—	—	[3]	—	—	[0.3]	—	—	[0.3]	—
1〜2（歳）	3	3	—	3	3	—	0.2	0.3	—	0.2	0.3	—
3〜5（歳）	3	4	—	3	4	—	0.3	0.4	—	0.3	0.4	—
6〜7（歳）	4	5	—	4	5	—	0.4	0.5	—	0.4	0.5	—
8〜9（歳）	5	6	—	5	6	—	0.4	0.6	—	0.4	0.5	—
10〜11（歳）	6	7	—	6	7	—	0.5	0.7	—	0.5	0.7	—
12〜14（歳）	8	9	—	7	8	—	0.7	0.8	—	0.6	0.8	—
15〜17（歳）	9	10	—	6	8	—	0.8	1.0	—	0.6	0.8	—
18〜29（歳）	8	10	40	6	8	35	0.7	0.9	10	0.6	0.8	10
30〜49（歳）	8	10	45	6	8	35	0.7	1.0	10	0.6	0.8	10
50〜69（歳）	8	10	45	6	8	35	0.7	0.9	10	0.6	0.8	10
70 以上（歳）	8	9	40	6	7	35	0.7	0.9	10	0.6	0.7	10
妊婦（付加量）				+1	+2	—				+0.1	+0.1	—
授乳婦（付加量）				+3	+3	—				+0.5	+0.5	—

年齢	マンガン（mg/日）				ヨウ素（μg/日）						セレン（μg/日）					
	男性		女性		男性			女性			男性			女性		
	目安量	耐容上限量	目安量	耐容上限量	推定平均必要量	推奨量 [目安量]	耐容上限量	推定平均必要量	推奨量 [目安量]	耐容上限量	推定平均必要量	推奨量 [目安量]	耐容上限量	推定平均必要量	推奨量 [目安量]	耐容上限量
0〜5（月）	0.01	—	0.01	—	—	[100]	250	—	[100]	250	—	[15]	—	—	[15]	—
6〜11（月）	0.5	—	0.5	—	—	[130]	250	—	[130]	250	—	[15]	—	—	[15]	—
1〜2（歳）	1.5	—	1.5	—	35	50	250	35	50	250	10	10	80	10	10	70
3〜5（歳）	1.5	—	1.5	—	45	60	350	45	60	350	10	15	110	10	10	110
6〜7（歳）	2.0	—	2.0	—	55	75	500	55	75	500	15	15	150	15	15	150
8〜9（歳）	2.5	—	2.5	—	65	90	500	65	90	500	15	20	190	15	20	180
10〜11（歳）	3.0	—	3.0	—	80	110	500	80	110	500	20	25	240	20	25	240
12〜14（歳）	4.0	—	4.0	—	100	140	1,200	100	140	1,200	25	30	330	25	30	320
15〜17（歳）	4.5	—	3.5	—	100	140	2,000	100	140	2,000	30	35	400	20	25	350
18〜29（歳）	4.0	11	3.5	11	95	130	3,000	95	130	3,000	25	30	420	20	25	330
30〜49（歳）	4.0	11	3.5	11	95	130	3,000	95	130	3,000	25	30	460	20	25	350
50〜69（歳）	4.0	11	3.5	11	95	130	3,000	95	130	3,000	25	30	440	20	25	350
70 以上（歳）	4.0	11	3.5	11	95	130	3,000	95	130	3,000	25	30	400	20	25	330
妊婦（ ）は付加量			3.5	—				(+75)	(+110)	—				(+5)	(+5)	—
授乳婦（ ）は付加量			3.5	—				(+100)	(+140)	—				(+15)	(+20)	—

年齢	クロム（μg/日）		モリブデン（μg/日）					
	男性	女性	男性			女性		
	目安量	目安量	推定平均必要量	推奨量 [目安量]	耐容上限量	推定平均必要量	推奨量 [目安量]	耐容上限量
0〜5（月）	0.8	0.8	—	[2]	—	—	[2]	—
6〜11（月）	1.0	1.0	—	[10]	—	—	[10]	—
1〜2（歳）	—	—	—	—	—	—	—	—
3〜5（歳）	—	—	—	—	—	—	—	—
6〜7（歳）	—	—	—	—	—	—	—	—
8〜9（歳）	—	—	—	—	—	—	—	—
10〜11（歳）	—	—	—	—	—	—	—	—
12〜14（歳）	—	—	—	—	—	—	—	—
15〜17（歳）	—	—	—	—	—	—	—	—
18〜29（歳）	10	10	20	25	550	20	20	450
30〜49（歳）	10	10	25	30	550	20	25	450
50〜69（歳）	10	10	20	25	550	20	25	450
70 以上（歳）	10	10	20	25	550	20	20	450
妊婦（ ）は付加量		10				—	—	—
授乳婦（ ）は付加量		10				(+3)	(+3)	—

5.2 栄養素摂取と生活習慣病との関連

図 5-6 から図 5-9 は厚生労働省 HP「日本人の食事摂取基準（2015 年版）スライド集について」から転載した．

これらの図はあくまでも概要を理解するための概念図として用いるに留めるべきであるとの記載があるが，非常に明解で有用である．

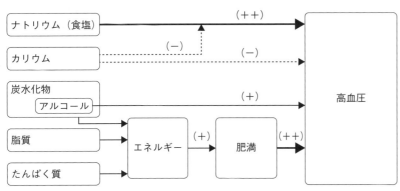

肥満を介する経路と介さない経路があることに注意したい．

図 5-6 栄養素摂取と高血圧との関連（特に重要なもの）

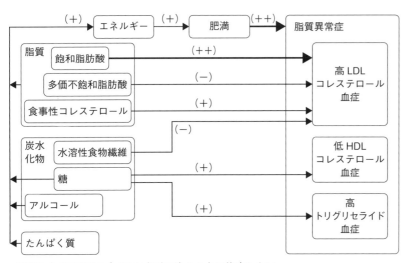

肥満を介する経路と介さない経路があることに注意したい．

図 5-7 栄養素摂取と脂質異常症との関連（特に重要なもの）

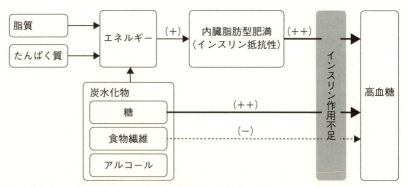

肥満を介する経路と介さない経路があることに注意したい．

図 5-8　栄養素摂取と高血糖との関連（特に重要なもの）

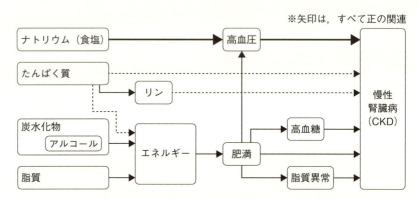

図 5-9　栄養素摂取と慢性腎臓病（CKD）の重症化との関連（重要なもの）

第6章
ライフステージの栄養学

　健康のためには日々の栄養をどのように摂取するのが望ましいかということは成長，成熟，老化などのライフステージによって異なる．また，ある時期の栄養状態はそれ以降の身体状態や疾病の罹患率に影響を及ぼすことがわかっているので，各ライフステージに対応した適切な摂取が求められる．

6.1　乳幼児期

6.1.1　乳児期 (出生〜満1歳)

　生後1ヵ月までは新生児とよばれる．ヒトは体重約3 kg，身長約50 cmで生まれ，1年後には体重は約3倍，身長は1.5倍に成長する．このような成長のスピードは一生の内で最も大きなものであり (図6-1，図6-2)，小さな体に多くの栄養を必要とする．人工乳栄養児の体重1 kgあたりに必要なエネルギー量は成人の約2.4倍，タンパク質は2.4倍，カルシウムは約3倍，鉄は約10倍にもなる (図6-2〜図6-11)．多量の栄養をとるためには1日に何度にも分けて哺乳する必要があり，生後すぐの哺乳回数は1日約7〜10回にもおよぶが，3ヵ月以降は5〜6回になり，5〜6ヵ月からは離乳食が始まり，1歳では大人同様3回の食事と栄養補給のためのおやつ1〜2回の摂取となる．また，少しの量で多くのエネルギーを得るためには，脂

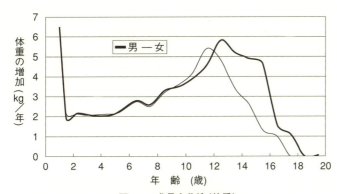

図6-1　成長率曲線 (体重)
平成12年乳幼児身体発育調査，平成13年学校保健統計調査 (厚生労働省) より作成

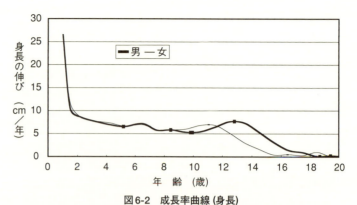

図6-2 成長率曲線（身長）
平成12年乳幼児身体発育調査，平成13年学校保健統計調査より作成

肪を多く含む食物が有利となる．望ましい脂肪のエネルギー比は0〜5ヵ月の乳児で50％，離乳期で40％と成人（18〜29歳：20〜30％　30歳〜：20〜25％）に比べて高くなっている（図6-12）．母乳の脂肪含量は3.5％，エネルギー比は48％である（図6-13）．

乳児は抵抗力が弱いので，与える食品は衛生的に調理する必要があり，哺乳瓶，食器，調理器具は消毒を行う．

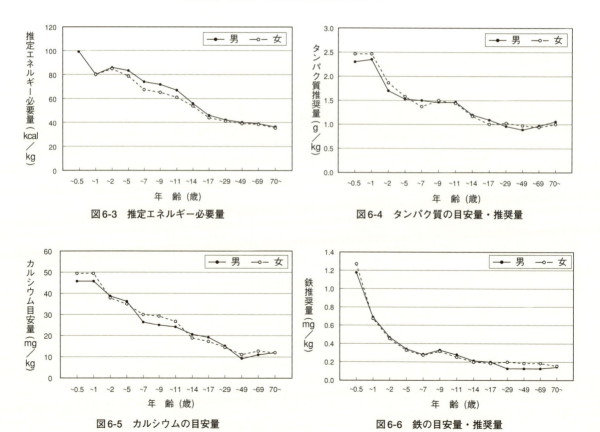

図6-3　推定エネルギー必要量

図6-4　タンパク質の目安量・推奨量

図6-5　カルシウムの目安量

図6-6　鉄の目安量・推奨量

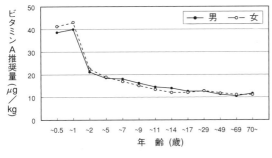

図6-7　ビタミンAの推奨量

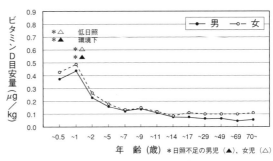

図6-8　ビタミンDの目安量

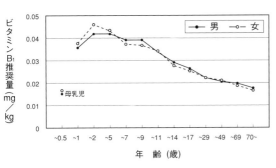

図6-9　ビタミンB₁の目安量・推奨量

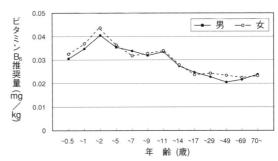

図6-10　ビタミンB₆の目安量・推奨量

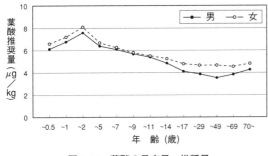

図6-11　葉酸の目安量・推奨量

図6-3〜図6-11は人工乳栄養児についてのデータを用いて作図した．

乳汁栄養

　母乳栄養法(母乳のみ)，人工栄養法(母乳以外の乳汁，主として乳児用調整粉乳使用)，混合栄養法(母乳の不足分を他の乳汁で補う)がある．乳汁栄養の基本は母乳であり，母乳は消化・吸収を含めた栄養の面だけでなく，免疫物質を含む点でもすぐれている．また，授乳時のスキンシップを通して母子の絆を強め，精神面でも良い効果を与えるので，乳児にとって最も望ましい．

母乳と牛乳の成分の違い

　牛乳と母乳は100 gあたりのエネルギー量と脂質の量はほぼ同じである

第6章　ライフステージの栄養学

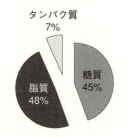

図6-13　母乳のエネルギー比

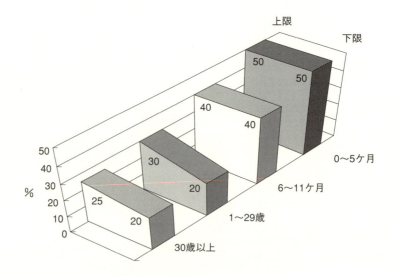

図6-12　脂肪の望ましいエネルギー比

初乳：分娩後4〜5日頃までに分泌される薄黄色でタンパク質を多く含む濃い母乳

免疫グロブリンA (IgA)：細菌感染に対して抵抗力を示す．初乳の他に涙，唾液，消化液などの外分泌液に含まれ，気道や消化管からの感染を予防する．

腸内細菌：大腸に棲む多種類の細菌．出生時の大腸にはいないが，食べ物が通過することにより増えてくる．食べ物の種類により，細菌の種類は変化する．乳汁栄養の乳児には整腸作用があるビフィズス菌が多い．有害な細菌としては病原性大腸菌，クロストリディウムなどがある．成人の腸内細菌は重量にして約1kgにもなるといわれている．

ガラクトオリゴ糖：ガラクトースが数個結合した糖類，ヒトは消化せず，ビフィズス菌の栄養源になる．

フラクトオリゴ糖：果糖が数個結合したもの，ヒトは消化せず，ビフィズス菌の栄養源になる．

ラクトフェリン：細菌から鉄を奪い，増殖を抑える鉄結合タンパク質

リゾチーム：細菌の細胞膜を溶かす酵素

が，他の成分はかなり異なっている．牛乳は子牛を育てるミルクであるから，そのままではヒトの赤ちゃんには適しない．牛はヒトより体の成長のスピードが早く，生後1年で体重は出生時の約10倍になる．筋肉，血液，骨等をつくるための栄養素であるタンパク質，カルシウム，リン，鉄が母乳の約3倍多く含まれているのに対して，ヒトは脳が大きく発達するので，乳糖の含量が牛乳の1.5倍多く，脳組織に必要な脂肪酸であるDHAも含む．また，母乳はビタミンCを5倍も多く含むのは，ウシはビタミンCを体内で生合成できるため与えられる必要がないからである．

初乳1リットルには数gの免疫グロブリンA (IgA) が含まれている．大腸に棲む腸内細菌のうちヒトにとって有益なビフィズス菌を増やすガラクトオリゴ糖やフラクトオリゴ糖を含み，抗菌作用を持つラクトフェリン，リゾチームなども含むので，腸の調子を良くし，細菌感染から防御する作用がある．衛生状態がよくなかった時代や地域で母乳栄養の子どもが人工栄養の子どもに比べて死亡率が低かったのは母乳がもつこのような免疫作用による．

乳児用調整粉乳

母乳が不足したり，母親が病気等で授乳できない場合などには主として乳児用調整粉乳が使用される．牛乳中の成分に手を加え，栄養素については母乳とほぼ同じ濃度にしている．また，その他の母乳成分に近づけるために次のような工夫がなされている．

1) タンパク質（ソフトカード化）

牛乳のタンパク質は量が多いだけでなく，質的にも母乳と異なる．母乳のタンパク質はアルブミンが多いが，牛乳にはカゼインが多い．カゼイン

表6-1　ミルクの成分 (100 g中)

ミルクの種類	牛乳	母乳	調整粉乳 (M社)溶液	フォローアップミルク (W社)溶液
エネルギー (kcal)	67	65	65	67
タンパク質 (g)	3.3	1.1	1.5	2.0
脂　質 (g)	3.8	3.5	3.3	2.8
糖　質 (g)	4.8	7.2	7.6	8.4
灰　分 (g)	0.7	0.2	0.3	0.5
ナトリウム (mg)	41	15	18	28
カリウム (mg)	150	48	64	95
カルシウム (mg)	110	27	49	84
マグネシウム (mg)	10	3	5	8
リン (mg)	93	14	27	48
鉄 (mg)	0.02	0.04	1.0	1.1
亜　鉛 (mg)	0.4	0.3	0.4	―
銅 (mg)	0.01	0.03	0.04	―
ビタミンA (μg)	39	47	66	50
ビタミンD (μg)	Tr	Tr	1.0	1.3
ビタミンE (μg)	0.1	0.4	0.8	0.6
ビタミンK (μg)	2.0	1.0	3.0	1.4
ビタミンB_1 (mg)	0.04	0.01	0.04	0.06
ビタミンB_2 (mg)	0.15	0.03	0.08	0.11
ナイアシン (mg)	0.1	0.2	0.8	0.7
ビタミンB_6 (mg)	0.03	Tr	0.04	0.04
ビタミンB_{12} (mg)	0.30	Tr	0.04	0.21
葉　酸 (μg)	5	Tr	13	8
パントテン酸 (mg)	0.55	0.50	0.26	0.35
ビタミンC (mg)	1	5	7	7

Tr：微量

フォローアップミルク：9ヶ月ごろから3歳児ごろまでの調整粉乳

は胃の中で酸性の胃液に合うと，固いカード (凝塊) を作り，消化が良くないので粉ミルクはカゼインを減らしラクトアルブミンとの割合を母乳と同様にして，ソフトカード化している．

2) 脂肪酸

牛乳に含まれる脂肪酸は飽和脂肪酸が多く，ヒトにとって必要な必須脂肪酸をほとんど含まないので，植物油のリノール酸やリノレン酸含量を多くし，魚油からのDHAも添加している．

3) 乳糖，無機質

母乳に多い乳糖を増やし，無機質の量を減らして母乳と同じ組成になるようにしている．

6.1.2　離乳期

5〜6ヵ月になる頃から母乳だけでは栄養が不足するようになる．母乳の分泌量は減少しはじめ，タンパク質，エネルギー，無機質が不足してく

アルブミン：卵白，乳汁，血液等に含まれる一群の可溶性タンパク質の総称．ラクトアルブミンは母乳中の主要タンパク質，123個のアミノ酸から成る．

カゼイン：牛乳中の主なタンパク質で，リンを含むリンタンパク質．牛乳中ではカルシウムとゆるく結合してカゼインミセルを形成し，コロイド状に分散している．酸を加えるとpH4.6で容易に沈殿する．

第6章 ライフステージの栄養学

母乳中の鉄含量：1リットルの母乳には0.45 mgの鉄しか含まれていない．

咀嚼（そしゃく）：舌や歯ぐきを使って食べ物をつぶしたり，歯がはえてくるとよくかんで細かくすること

嚥下（えんげ）：口の中に入れた飲食物を飲み込むこと

離乳の定義：離乳とは，母乳または育児用ミルクなどの乳汁栄養から幼児食へ移行する過程をいう．この間に乳児の摂食機能は，乳汁を吸うことから，食物をかみつぶして飲み込むことへと発達し，摂食する食品は量や種類が多くなり，献立や調理の形態も変化していく．また，摂食行動は次第に自立へと向かっていく．
(厚生省，改訂・離乳の基本(1995))

離乳の開始：離乳の開始とは，初めてドロドロした食物を与えた時期をいう．果汁やスープ，重湯など単に液状のものを与えても離乳とはいわない．時期はおよそ生後5ヵ月で，早くても4ヵ月以降，遅くても6ヵ月中に開始するのが望ましい．

る．特に鉄は母乳中の含量が少なく，体内貯蔵鉄を4ヵ月でほぼ消耗し，6ヵ月では鉄欠乏性貧血になるおそれが出てくる．そこで，乳汁以外の水分が少なく栄養成分が濃厚な食物をとることが必要になってくる．発育に合わせて柔らかく調理した食べ物を少しずつ与えることにより，乳汁以外の食品の味に慣れ，食物を咀嚼，嚥下して食べることを学び，通常の固形食に移行する間の食事を離乳食という．乳汁以外の新しい食品との出会いは乳児に食物に対する興味を抱かせ，自分から食べたいという意欲を引き出し，知的発達を促す．また，一人で椅子に座り，決まった時間，場所で食事をする食習慣や食事マナーを学ぶことにもなる．子どもの発育には個人差があるので，離乳は子どもの状態をみながら気長に進めることが大切である．離乳の開始時期が早すぎたり，卵，大豆などタンパク質の与え方によっては食物アレルギーの原因となることがあるので注意が必要である．

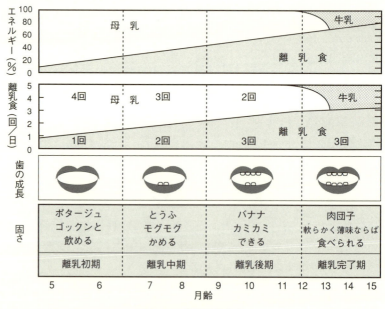

図6-14　離乳の進め方

6.1.3　1～2歳児

体重は母親の約20％であるが，エネルギーや栄養素は大人の約40～50％必要である（図6-15）．3食ではこれだけの栄養をとれないので，エネルギーにして15～20％分を牛乳や果物などのおやつで補う．

6.1.4　3～5歳児

体重は母親の約30％位になっているが，栄養は成人の約50～80％も必要である（図6-15）．エネルギーにして10～15％分をおやつで補う．

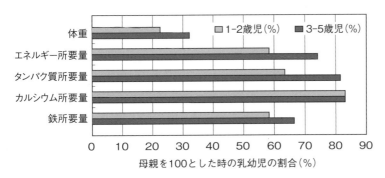

図6-15 乳幼児の体格と栄養所要量

6.1.5 乳幼児の栄養評価

栄養状態の判定には厚生労働省の幼児の身長体重曲線（図6-16）やカウプ指数が用いられる（表6-2）．近年，小児肥満が増加している．成人期の肥満に移行したり，生活習慣病への誘因になるので，幼児期の肥満には注意が必要である．

カウプ指数 = 体重 (g) ／身長 $(cm)^2 \times 10$

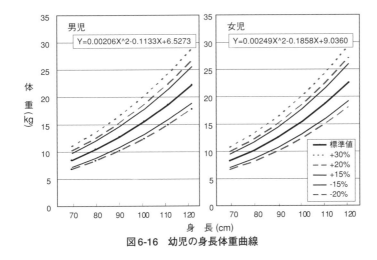

図6-16 幼児の身長体重曲線

表6-2 カウプ指数による発育状況の判定

	やせすぎ	やせぎみ	普通	太りぎみ	太りすぎ
乳児（≧3ヵ月）	≦ 14.5	14.5 〜 16	16 〜 18	18 〜 20	≧ 20
満1歳	≦ 14.5	14.5 〜 15.5	15.5 〜 17.5	17.5 〜 19.5	≧ 19.5
1歳6ヵ月	≦ 14	14 〜 15	15 〜 17	17 〜 19	≧ 19
満2歳	≦ 13.5	13.5 〜 15	15 〜 16.5	16.5 〜 18.5	≧ 18.5
満3歳	≦ 13.5	13.5 〜 14.5	14.5 〜 16.5	16.5 〜 18	≧ 18
満4歳	≦ 13	13 〜 14.5	14.5 〜 16.5	16.5 〜 18	≧ 18
満5歳	≦ 13	13 〜 14.5	14.5 〜 16.5	16.5 〜 18.5	≧ 18.5

出典：今村栄一，新々版育児栄養学，p154, 1999

6.2 小児・青少年期

　生後1年までの激しい成長に次いで2番目に大きな成長がみられるのが女子では11～12歳前後，男子では13歳前後である．この時期から第二次性徴が出現し，身体が急激に成熟に向かうと同時に精神的にも自我意識が高まり，心理的にも不安定な状態を乗り越えながら次第に大人へと成長していく時期である．12～14歳の男子では1日平均14 gの体重増加があり，この増加分に37 kcalのエネルギーが必要である．12～14歳（中学生）はエネルギーならびにほとんどの栄養素の必要な量が生涯で最も多く，次いで15～17歳（高校生）が多い．栄養素のうち特に骨や筋肉の成長に必要なタンパク質，カルシウム，ビタミンDをはじめ，細胞の分化・成長に必要なビタミンA，成長のビタミンとよばれるビタミンB_2，タンパク質代謝に必要なビタミンB_6などが多く必要とされる．

　近年成長期の小児・青少年においても栄養摂取に比べてエネルギー消費が少ない傾向があるので肥満に注意する必要がある．小学生・中学生の肥満の判定にはローレル指数が用いられる．

　18～25歳の青年期に骨量は生涯での最大値に達する．成人身長に到達した後，10年間は骨量は増加するがそれ以後，加齢と共に少しずつ減少してゆく．しっかりした身体をつくりあげる最終段階にあるこの時期は，筋肉や骨に必要な栄養素の摂取と適度の運動が必要であり，やせ願望による無理なダイエットには注意が必要である．一方，平成12年国民栄養調査によると，栄養や食事について「全く考えない」または「あまり考えない」者の割合は15～19歳の男子は60 %，女子は40 %もあり，実際，カルシウムの平均摂取量は男子616 mg（目標量の77 %），女子477 mg（同68 %）と低く，女子は鉄も10.5～14.0 mgの推奨量に対して平均で10 mgしか摂取していなかった．

小学生・中学生の肥満の判定
ローレル指数＝体重 (g)／(身長 cm)^3 × 10,000

表6-3 ローレル指数による肥満の判定

身　長	ローレル指数
110～129 cm	180以上
130～149 cm	170以上
150 cm～	160以上

6.3 壮年期

　1日平均，基礎代謝の17.5倍程度の生活活動を行う場合を「適度」の活動とみなして食事摂取基準は算定されている．しかし，現在の社会状況において「適度」の活動状態にある人は少なく，国民の大部分は「やや軽い」生活パターンであると推定されている．一般的に消費エネルギーが減少傾向にあり，摂取エネルギー過多になっていることが多い．加齢と共に基礎代謝は低下し，摂取過多の傾向は顕著になり，肥満や生活習慣病を招きやすくなる．骨量は30歳代から少しずつ減少しはじめ，エストロゲンの影響を受けるために加齢に伴って女性では男性より減少が激しい．特に，閉経後5年間の海綿骨の減少は年間3 %にも及ぶ．骨量の減少を防ぐために

エストロゲン：卵胞から分泌される女性ホルモン．卵巣，子宮，乳房など女性特有の組織の発育を促進し，女性の第二次性徴を発現させる．男性の精巣にも微量存在する．カルシウム保持作用がある．

も十分なカルシウムの摂取と適度の活動量を維持することが大切である。しかし，平成20年国民健康・栄養調査によると，20〜59歳で運動習慣がある人の割合は5年前より増加しているが，男性19〜29％，女性は12〜25％にすぎない。

　生活習慣病予防のために，控えた方が良い栄養素としては畜産品に多く含まれる飽和脂肪酸，加工食品に多いリン，ナトリウム（食塩）があり，多い目にとることが望ましいとされているのは体内の酸化を防ぐビタミンであるビタミンE，ビタミンC，カロテンや食物繊維，魚油に含まれるIPA，DHAである。平成20年国民栄養調査によると60歳未満のすべての年代でカルシウムが充足されておらず，月経のある女性では鉄も推奨量を充たしていない。

加工食品に用いられるリン：リンは動物性食品に多く含まれている上に，ハム，ソーセージ，ハンバーグ等には肉の結着剤として食品添加物の重合リン酸塩が使用される。

6.4　妊娠期・授乳期

　妊娠・授乳期には妊娠や授乳に伴い必要となる栄養量が付加量として示されている。妊娠期の付加量は胎児の成長と子宮（胎盤）など組織の増加，母体の基礎代謝の増加分である。非妊娠時に比べて特に多く必要なのはエネルギー (+50〜+450 kcal)，タンパク質 (+0〜25 g)，ビタミンD (+1.5 μg)，葉酸 (+240 μg)，鉄 (+2.5〜15.0 mg)，ビタミンB_6 (+0.8 mg) などである（図6-18）。葉酸は胎児の正常な神経管の発育を促し，二分脊椎等を予防するので受胎前後に充分量の摂取が望ましい。

　授乳期の付加量は母乳の平均1日泌乳量780 mL分を補う栄養量である。エネルギー (+350 kcal)，タンパク質 (+20 g)，ビタミンD (+2.5 μg)，鉄 (+2.5 mg)，ビタミンB_2 (+0.4 mg)，ビタミンB_6 (+0.3 mg) などが多く必要である（図6-18）。

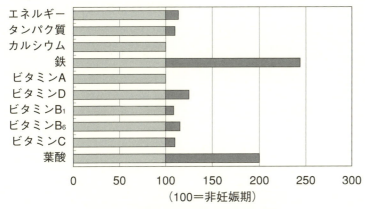

図6-17　妊娠期(中期)に多く必要な栄養素

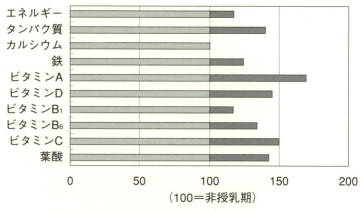

図6-18 授乳期に多く必要な栄養素

6.5 老年期

長年の生活習慣の影響を受け，個人差が非常に大きな年代である．一般的に除脂肪体重は40歳代をピークに減少しはじめ，加齢と共に基礎代謝の低下がみられ，エネルギー必要量は減少する．一方，摂取量も低下する傾向にある．その原因の1つは脂肪細胞から分泌されるホルモンのレプチンである．レプチンは満腹感を与え，代謝速度を高める作用があるが，テストステロン濃度と逆相関するので，男性では加齢に伴ってテストステロンが減少するとレプチンが増加し，エネルギー摂取量が女性よりも大幅に減少する．

多くの高齢者では身体活動の低下と食物摂取量の減少がみられるが，筋肉質量減少症（サルコペニア），骨量減少症・骨粗鬆症を予防するためには身体活動を望ましいレベルに保つことと，動物性タンパク質やカルシウム，ビタミンDの適度な摂取が必要である．抗酸化作用のあるビタミンEとCの充分な摂取は脂質の酸化が関与するさまざまな老化現象や生活習慣病に有効である．萎縮性胃炎のため，ビタミンB_{12}の吸収が悪くなっている場合も多い．エストロゲン不足により血中にホモシステインが増加すると動脈硬化の原因となるので，これを予防するために葉酸，B_{12}，B_6も多い目の摂取が望ましい．また，高齢者は喉の渇きを感じにくく，脱水をおこしやすいので，水分の補給にも注意をする．

除脂肪体重：体重から脂肪量を除いた重量，筋肉，骨格，臓器など基礎代謝を大きくする部分

テストステロン：精巣から分泌される男性ホルモン，男性の第二次性徴を発現させ，タンパク合成（筋肉増強）作用がある．

第7章
スポーツと栄養

どのようなタイプの運動であれ，体を動かせばエネルギーを消費する．運動時間が長いほど，運動が激しいほど，より多くのエネルギーを消費し，それだけ多くの栄養素が必要となる．スポーツをするひとが体のベストコンディションを保ち，トレーニング効果を上げ競技能力を高めるためには毎日の適切な栄養バランスを考えた食事とバランスの良いトレーニングと休養を組みあわせることが大切である．

7.1 持久力を高める栄養摂取

持久力を高めるためには，食事の糖質と脂質の摂り方が大きく影響する．体内では，エネルギー源として主に脂肪酸とグルコースを利用しているが，運動時にどちらを優先して利用するかは，運動の強度と時間，そして食事内容が関係する．図7-1は，高糖質食と標準食，高脂肪食を与えた場合のエネルギー利用割合と運動持久力を比較した結果である．高脂肪食を与えた場合では，エネルギー源として脂肪が利用される割合が高く，疲労困憊までの時間は85分と最も短い．逆に高糖質食を与えた場合では，エネルギー源として糖質が利用される割合が高く，疲労困憊までの時間は4時間

標準食：
糖質エネルギー比 50 - 60 %
脂質エネルギー比 20 - 25 %
が望ましいとされている．

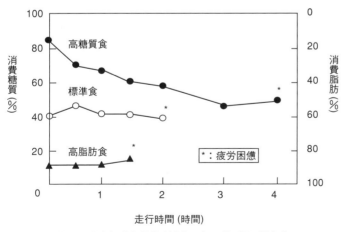

図7-1 食事組成と運動時消費エネルギー源・持久力
出典：高橋・山田 (著)「運動生理学」，建帛社，1988年，p.69

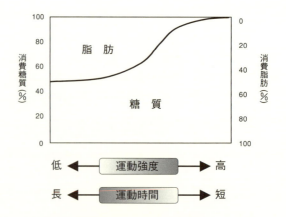

図7-2　運動の強度・時間と消費エネルギー源
出典：高橋・山田 (著)「運動生理学」, 建帛社, 1988年, p.68

と長くなっている．これらの結果は，持久性運動能力の向上には低脂肪・高糖質食がよいことを示している．また図7-2にみられるように，運動強度が高く，運動持続時間が短いほど糖質が使われる割合が多い．一方，運動強度が低く，運動時間が長いほど脂肪の使われる割合が多くなる．しかし，どちらの場合でも糖質がエネルギー源として重要な役割をしている．

　食事から摂取した糖質は消化吸収され，そのほとんどはグルコースの形でエネルギー源として利用される．グルコースは血中では血糖として存在し，組織中ではグリコーゲンとして主に肝臓と筋肉に存在する．食事の組成によって体内に蓄えられるグリコーゲン量は異なり，糖質の多い食事は体内の貯蔵グリコーゲン量を高めることができる．食事組成と貯蔵グリコーゲン量の関係を表7-1に示す．図7-3は，筋グリコーゲン量と運動持続時間との関係を示したものであるが，持久性運動能力の向上には運動前に筋グリコーゲンを十分に蓄えておくことが重要であることがわかる．長時間の運動には，脂肪がそのエネルギー源として主要となるが，貯蔵脂肪から放出される脂肪酸が円滑にエネルギー源として利用されるためには，グルコースが代謝系に供給されなければならず，貯蔵グリコーゲンの枯渇が影響する．また，肝臓のグリコーゲンは血糖調節に利用され，血糖維持に役立っている．グルコースは，脳・神経系の主なエネルギー源であるためにグリコーゲンの枯渇による低血糖状態は，持久力の低下，運動中の判断力や集中力の低下を招くばかりでなく，生命維持のうえでも問題となる．また，グルコースが円滑にエネルギー源として利用されるには，ビタミンB群 (B_1, B_2, ナイアシン，ビオチン，パントテン酸) が必要不可欠である．特にビタミンB_1は，糖質代謝との関わりが深いため消費エネルギー量の増加にともなって糖質摂取量を増やすときは，ビタミンB_1の摂取量もそれに応じて増やす必要がある．ビタミンB_1の不足は，筋肉組織での乳酸

健常者の血糖値：70-105 mg/dL

の蓄積を引き起こし，運動中のスタミナ切れだけでなく，全身倦怠感や食欲不振をも招き，運動の能力を低下させることになる．

表7-1　グリコーゲン・グルコースの貯蔵部位と貯蔵量（体重70 kgの人の場合）

貯蔵部位	液量または組織重量	食　事（グルコース・グリコーゲン量）		
		混合食	高糖質食	低糖質食
体　液	12 L	9～10 g (90 mg/dL)	10～11 g (100 mg/dL)	8～9 g (70 mg/dL)
肝　臓	1.2 kg	40～50 g	70～90 g	0～20 g
筋　肉	32 kg	350 g	600 g	300 g

出典：Saltin, B. & Gollnick, P.D.:Fuel for muscular excercise: role for carbohydreate. In" Horton, E.S. & Terjung, R.L.(eds), Excercise, NUtrition, and Energy Metabolism", Macmillan, New York, p.45-47 (1988)

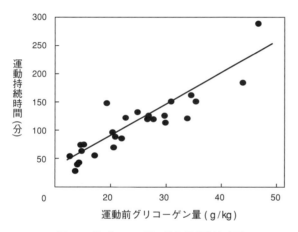

図7-3　筋グリコーゲン量と運動持続時間

7.2　運動前のグリコーゲン・ローディング

　体内の貯蔵グリコーゲン量を増やすと，長時間の強い運動を行うことができるが，貯蔵グリコーゲン量には，食事組成だけでなくトレーニング状態と糖質の摂取状態が大きく影響する．

　図7-4は，運動と食事の組み合わせ方と筋グリコーゲン貯蔵量の関係を示したものである．筋グリコーゲン量は (c) ＞ (b) ＞ (a) の順であり，(c) の方法が最も効果的にグリコーゲンを蓄えることができる．(c) の方法は，試合当日の約1週間前に激しいトレーニングを行い貯蔵グリコーゲン量を枯渇させ，その後3日間は糖質を含まない高脂肪・高タンパク質食をとり，グリコーゲン合成を抑制する．その後，高糖質食に切り替えることでグリコーゲン合成が促進されて通常の貯蔵グリコーゲン量の2倍程度のグリコ

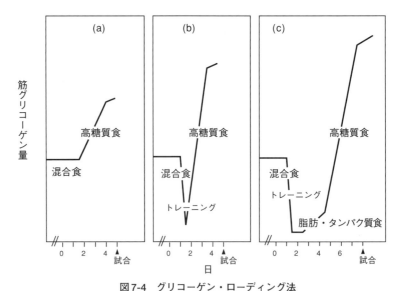

図7-4 グリコーゲン・ローディング法
出典：杉本・伏木(編著)「運動生理学」, 光生館, 1995年, pp.115-123

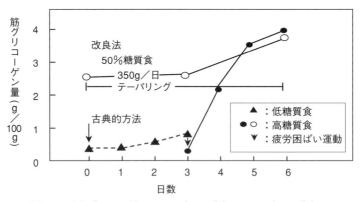

図7-5 改良グリコーゲン・ローディング法 ― テーパリング法 ―
出典：財)日本体育協会「アスレティックトレーナー専門科目テキスト」, 1988年, p.187

ーゲンを備蓄することができるというものである．この方法は，グリコーゲン・ローディングと呼ばれ，持久性の運動選手に広く応用されている．しかし，この方法は，激しい運動による疲労が試合当日まで続いてしまう可能性や高脂肪・高タンパク質摂取期間における糖質の制限が選手のコンディションをそこなう場合もあり，また精神的負担も大きいという問題点もある．そこで改良法として3日間通常の食事をとり，その後3日間は高糖質食を摂取し，その間の運動負荷を徐々に軽くしていく（テーパリング）という方法がある．この方法でも従来の方法と同様の効果が期待できることがわかっている(図7-5)．糖質を多く含む食品としては，ごはん，パン，

餅，芋類，麺類などのGIの高い食品である（表2-2-2参照）．また，グリコーゲン合成を刺激するインスリンの分泌を促すブドウ糖の摂取，グリコーゲン分解を抑制するクエン酸，疲労回復のためにビタミンCを多く含む柑橘類の摂取なども組み合わせるとよい．

7.3 筋肉アップのための栄養摂取

　筋力アップのためには，運動とタンパク質の摂取を上手く組み合わせることが大切である．タンパク質は，アミノ酸に分解されたのち，筋肉，ホルモンやコラーゲンなどの体タンパク質の合成に使われる．また糖質・脂質と同様，糖質と脂質の摂取が不十分なときには，体タンパク質も分解されてエネルギーとして利用される．運動による筋肉の消耗は大きく，タンパク質は分解されてアミノ酸となり，さらに代謝されてアンモニアを放出する．アンモニアは肝臓で尿素に作り変えられ，尿中に排泄される．運動時間の延長により血中尿素量が増加する（図7-6）．運動によりアミノ酸の分解量が著しく増加するのでタンパク質やアミノ酸の補給が消耗した筋肉の回復に役立つ．非運動者の1日に必要なタンパク質量は，約1 g/kg体重である．運動強度によって異なるが，運動実践者には，その1.2～1.4倍量のタンパク質が必要となる．食品中のタンパク質のアミノ酸組成は食品によって異なり，牛乳，卵，肉類などの動物性食品と大豆は，他の植物性食品に比べ必須アミノ酸を豊富に含み，アミノ酸バランスも優れている．特に運動による筋肉組織での分解が著しいロイシン，バリン，イソロイシンなどの分岐鎖アミノ酸，グルタミン酸を豊富に含むものが多い．しかし，食品のみでタンパク質を補うことが脂質の取り過ぎにつながる場合も多い．この意味では，プロテイン食品で補うことも効果的である．ただし，

動物性食品と大豆：必須アミノ酸を豊富に含み，バランスに優れた食品を良質のタンパク質性食品という．

分岐鎖アミノ酸＝分枝アミノ酸

アミノ酸補足効果：米は日本人の主食であるが，必須アミノ酸のうちリジンが不足している．他の食品（例えばリジンを多く含む大豆，大豆製品など）を組み合わせてアミノ酸バランスをよくすることが可能である．

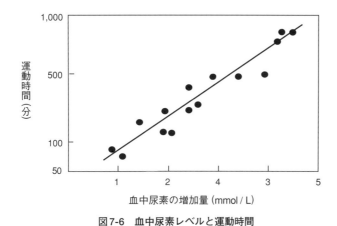

図7-6　血中尿素レベルと運動時間

出典：Poortmans, J.R.(eds) "Protein Metabolism". In "Principles of Exercise Biochemistry, Medicine and Sport Science", Vol.27, 1988, Karger, pp.164-193

過剰なタンパク質の摂取も体内脂肪の蓄積につながるので注意が必要である．プロテイン食品の摂取では，摂取するタイミングもポイントとなる．運動中は筋肉タンパク質の分解が亢進し，合成は抑制される．運動直後には筋肉タンパク質の合成が活発になる．また，睡眠中は，成長ホルモンの分泌が高まるためにタンパク質合成が活発になる．そのため，タンパク質の摂取のタイミングとしては，①消化吸収時間を考慮して運動1～2時間前，②運動後30分後くらいまで，③就寝の2時間前がよいとされている．

7.4　試合当日・試合直前の栄養摂取

　試合当日の食事には，日頃のトレーニングの成果を十分に発揮できるような配慮が必要である．食事は，遅くとも試合開始2～3時間前までに済ませるようにし，胃内の消化を完了させておくほうがよい．脂肪は，胃内停滞時間が長いので脂肪の多い食事は避けるべきである．また，競技中に空腹を感じることがないように摂食時間と食事内容とを調節する．食事内容は，消化のよい糖質の多い食事をとるようにし，腸内でガスの発生しやすい大豆や食物繊維の多いゴボウなどの消化の悪い食品の摂取は避けるようにする．緊張から食事を受け入れられないときには，市販の流動食や糖質飲料などを利用するのもよい．脱水予防のために十分な水分補給も忘れてはならない．

　運動直前には，運動開始による血糖の低下を防ぐために糖質の摂取が望ましいがグルコースの摂取により高血糖を招いたり，インスリンの分泌により急激な血糖の低下を招くことがあるので，多量の砂糖の摂取などは注意が必要である．

7.5　疲労回復のための栄養摂取

　前述のように運動後は，体内のグリコーゲンと筋タンパク質の合成が上昇するので，速やかに糖質とタンパク質を摂取する．糖質とタンパク質の組み合わせによりインスリン分泌が促進され，タンパク質合成がより高まる．また，特に柑橘系の果物は，疲労回復につながるビタミンCやクエン酸を豊富に含むので，オレンジジュースなど飲みやすいもので取るのもよい．

7.6　スタミナと水分補給

　運動中の発汗による脱水は，運動能力を低下させる．体の脱水状態を把握するのは難しく，喉の乾きを感じてからの水分補給は，脱水状態の回復

には手遅れである．脱水状態で運動することのないように，運動の前・中・後に水分を十分に摂取するのが望ましい．

水分補給の方法としては，1回の摂取量が多いと消化器への負担も大きくなるため，少量の水を頻回に補給するのが望ましい．日本体育協会では，表7-2のような運動強度と水分補給の目安を示しているので参考にするとよい．

表7-2 運動強度と水分補給のめやす

運動の種類	運動強度		水分摂取量のめやす	
	運動の強度 (最大強度の%)	持続時間	競技前	競技中
トラック競技 バスケット サッカー，など	75～100%	1時間以内	250～500 mL	500～1,000 mL
マラソン 野球，など	50～90%	1～3時間	250～500 mL	500～1,000 mL/時間
ウルトラマラソン トライアスロン，など	30～70%	3時間以上	250～500 mL	500～1,000 mL/時間 必ず塩分を補給

注意：
1. 温度条件によって変化するが，発汗により体重減少の70～80%の補給を目標とする．気温の高いときには15～30分ごとに飲水休憩をとることによって体温の上昇がいくぶん抑えられる．
2. 水温は5～15℃が望ましい．
3. 組成はまず口当たりがよく飲みやすいものとする．それには，0.2%程度の食塩と5%程度の糖分を含んだものが適当である．
出典：(財)日本体育協会「アスレチックトレナー専門科目テキスト」，1998年，p.198

7.7 運動性貧血の予防

長距離ランナーのような持久性トレーニングを日常的に行う運動選手は，エネルギー生産のために体に多くの酸素を必要とする．摂り込まれた

表7-3 安静時および運動時の血流配分

部位	安静時血流量 (mL／分　%)		運動時血流量 (mL／分　%)					
			軽運動時		中等度運動時		最大運動時	
内臓神経領域	1,400	24	1,100	12	600	3	300	1
腎　臓	1,100	19	900	10	600	3	250	1
脳循環	750	13	750	8	750	4	750	3
冠循環	4,350	4	350	4	750	4	1,000	4
骨格筋	1,200	21	1,500	47	12,500	71	22,000	88
皮　膚	500	91	500	15	1,900	12	600	2
その他	600	10	400	4	400	3	100	1
合計	5,800	100	9,500	100	17,500	100	25,000	100

出典：池上晴夫「現代人の栄養学18 運動生理学」，朝倉書店，1991年，p.60

酸素は肺で赤血球中のヘモグロビンと結合し，体の各組織へと運ばれる．

表7-3は，安静時と運動時における主要な器官の血流量とその割合を示したものである．酸素を多く必要とする器官には循環血流量が増加し，より多くの酸素を供給できるよう調節されている．運動時には，骨格筋での酸素の需要が高まるのでそれに応じて骨格筋への循環血流量が増加する．貧血とは，血液中の赤血球またはヘモグロビンの量が減少した状態である．もしも貧血で酸素の運搬機能が損なわれると，筋肉へも酸素が十分供給されず，筋力・持久力の低下，疲れやすい，息切れ，動悸がひどいといった症状が現れ，競技能力を低下させる．強い運動を行う選手は貧血を起こしやすく（運動性貧血），また女性は月経により貧血が促進されやすい．スポーツ選手の4人に1人が鉄不足だともいわれ，鉄が欠乏すればヘモグロビン合成にも影響する．酸素運搬機能をもつヘモグロビンは，グロビンタンパクと鉄が結合したものである．したがって，貧血の予防には，鉄とグロビンの生合成につながるタンパク質と鉄の摂取が重要である．食事鉄には，鳥獣肉，肝臓および魚肉といった動物性食品に含まれるヘム鉄と野菜，穀物，鶏卵，牛乳，乳製品などに含まれる非ヘム鉄がある．鉄の消化吸収率は食品の種類によっても異なる．一般に，ヘム鉄の消化吸収率は10～20％，非ヘム鉄は5％前後である．しかし，消化吸収率の低い非ヘム鉄は，ビタミンCやタンパク質を一緒に摂取することにより吸収を高めることができる．鉄の吸収を高めるために次の食品を上手く組み合わせた食事づくりが大切である（図7-7）．

また，食事制限をしている選手では，食事からの鉄を含めた栄養素の供給が不十分になる可能性があるので，消費エネルギー量に見合ったエネルギーを摂取し，先の3つの栄養素を含む食品を上手に組み合わせ，さらにカルシウム，銅，ビタミンB_{12}，葉酸などの栄養素も確保する必要がある．このため，毎日の食品数を多くするのも一策である．鉄剤として摂取するときは，お茶のなかに含まれるタンニンと鉄が不溶性の塩を形成し吸収を妨げるので注意する．

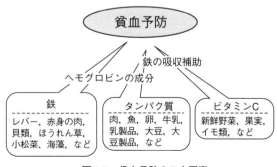

図7-7 貧血予防の三大要素

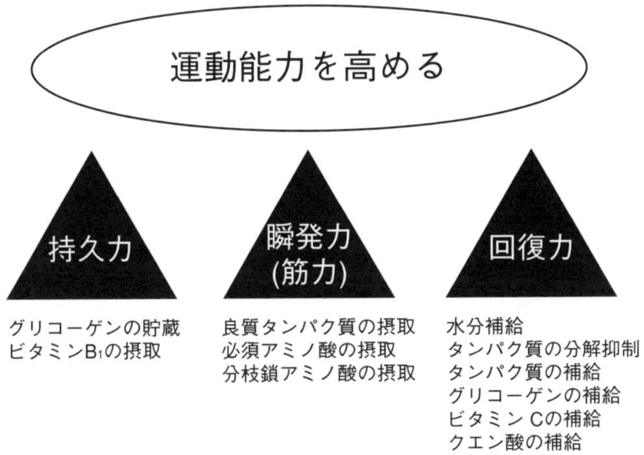

運動能力を高める
持久力
瞬発力
(筋力)
回復力
グリコーゲンの貯蔵
ビタミンB1の摂取
良質タンパク質の摂取
必須アミノ酸の摂取
分枝鎖アミノ酸の摂取
水分補給
タンパク質の分解抑制
タンパク質の補給
グリコーゲンの補給
ビタミン Cの補給
クエン酸の補給

図7-8　運動能力と栄養素

スポーツと栄養のまとめ

スポーツをするうえで重要なことは，『トレーニング』と『休養』だけではなく，『栄養』も非常に重要で，普段から運動能力を高めるような食生活を心がける必要がある．図7-8は運動能力と栄養の関係をまとめたものである．

第8章
生活環境と栄養

　夏の暑さ，冬の寒さなど環境温度の変化は多かれ少なかれストレスを伴う．ストレスとは体にかかるひずみのことで，寒冷にさらされた生体の反応からH.Selyeによって提唱された概念である．ストレスを受けることにより，交感神経が興奮した状態になり，副腎髄質からアドレナリンが血中へ放出され，貯蔵脂肪やグリコーゲンを分解してエネルギーを供給できる体勢がととのう．また，副腎皮質刺激ホルモン（ACTH）の血中濃度が高まり，副腎皮質からコルチコイドの分泌が促される．動物実験ではストレスにより，副腎（特に皮質）が肥大することが知られている．副腎の肥大に伴い，副腎皮質ホルモンの材料となるコレステロールが減少し，ホルモンの生成や代謝のためにビタミンCが消耗されることも観察されている．ストレスが強くなるほど，窒素出納もマイナスになることが知られており，筋肉組織の減少をおこさないような配慮も必要となる．つまり，暑熱，寒冷などのストレスを受けやすい環境下では，通常の栄養のバランスに加えて，良質のタンパク質とビタミンCの補給が必要とされる．

コルチコイド：糖質代謝を行うグルココルチコイド，電解質の代謝を行うミネラルコルチコイド

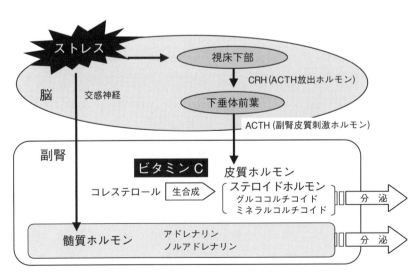

図8-1　ストレスとビタミンC

第8章 生活環境と栄養

8.1 暑熱環境

8.1.1 暑熱環境での生理

深部体温：体の中心部の体温，測定する場合は直腸温や食道温で表す．

ヒトの深部（核心）体温は37±1℃になるよう調節されており，43℃以上では生きることができない．筋肉運動をして熱が発生したり（図8-2），外気温が高い時に汗が出るのは，水を蒸発させ，その気化熱を放散させることにより，体温の上昇を防いでいるためである．汗1Lで580 kcalの熱を放出する．汗の他に，末梢血管を拡張して（このため顔が赤く紅潮する），深部の熱を体表面で冷却したり，呼気から蒸発する水分によっても熱は放散されるが，環境温度が高い時は汗からの放熱が最も効果的であるため，環境温度の上昇に比例して発汗量は増える．人の体内には体重の50〜70％の水分が含まれているが，汗として体重の2％の水が減少すると口渇がひどくなり，6％の減少で血漿が少なくなり，血液の循環障害がおきはじめる．8％で唾液の分泌が止まり，舌が膨張した感じになり，動かしにくくなる．18〜20％を超えると死に至る．水分の欠乏は死に結びつくものであり，暑熱環境でのスポーツにおいて最も注意すべきことである．

暑熱に対しては最大酸素摂取量の大きい，鍛練者ほど順応力があり，夏バテしにくい．逆に非鍛練者も運動をすることにより，暑熱への順応力が増えることが知られている．

発汗量に対して，水分やミネラルの補給が不十分であると熱中症とよばれる暑熱障害（熱けいれん，熱疲労，熱射病）をおこすことがあるので，運動中には水分の補給に気を付けることが必要である．熱中症がおきやすいのは，体が暑さに馴れていない時，湿度が高く，熱の発散が困難な時である．湿度が高いと気温は高くなくても熱中症の危険は高まるので，高温多湿の我が国では注意が必要である．また，肥満の人は脂肪が断熱材の役割をするために熱の発散がうまくゆかず，発汗量も多くなり，熱中症の危険度も普通体重の人より3倍も高くなることが報告されている．

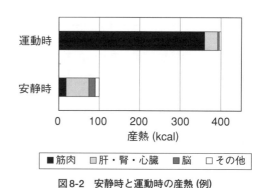

図8-2　安静時と運動時の産熱（例）

8.1.2 暑熱環境での運動と栄養

暑熱下での栄養は水の補給を何よりも優先させ，汗から失われたミネラルの補給は通常，活動後の休憩時や食事の時で良い．汗の中のミネラルは食塩濃度にして0.2〜0.4％である．活動前後の体重を計ることにより，発汗量を知り，例えば，1日に5Lの発汗であったとすると，10〜20gのミネラルの損失があったと考えられる．ミネラルのうち，主なものはナトリウム (450〜2400 mg／L)，塩素 (600〜3500 mg／L)，カリウム (200〜1000 mg／L) であるので，通常は1日9g以下とされている食塩を15〜25g程度食事に用いたり，カリウムの多い野菜，果物，いも類の摂取を多くする．具体的には小さじすり切り1杯の塩は6gであり，ひとつまみは0.5g，食卓塩のひとふりは0.3gであることを知って，ゆで卵や野菜にふりかけたり，塩分の多い食品，例えば塩昆布 (1.5 g／10 g)，しらす干し (1.2 g／10 g)，梅干し (2.1 g／10 g)，たくあん (0.7 g／10 g) などを少量 (30〜50 g程度) 食べることで食塩 (ナトリウム，塩素) は補給できる．しかし，食塩は取りすぎないように注意することが必要である．

カリウムは野菜，果物，いも類に多く含まれるが，調理で煮たり茹でたりすると溶出するので，生で食べる果物から取るのが効率が良い．(第2章ミネラルの項参照)．バナナ1本 (390 mg／100 g) で約1Lの汗で失われたカリウムを補うことができる．

8.2　寒冷環境

8.2.1 寒冷環境での生理

寒冷環境が人体におよぼす影響は外気温と風速によって決まる．風が強いと体温が奪われるからである．気温が-1.1℃であっても，風速が秒速8.9 mであれば実際に感じる気温は-16℃である．-9.5℃で秒速13.4 mの風があれば，-32.2℃に相当し，人間にとって危険な寒さとなる (表8-1)．寒冷環境ではふるえによる産熱がおこり，末梢血管は収縮して体表面からの放熱を防ぐ．また，寒冷ストレスによりカテコールアミン (特にノルアドレナリン) が分泌され，脂肪組織から脂肪酸を動員してエネルギー源とすると共に，甲状腺ホルモンも作用して深部体温の低下を防ぐ．深部体温が27℃以下になると生存の危機にさらされるからである．体のうち，最も寒冷にさらされやすいのは，耳，指先，足先であり，極端な場合は凍傷になり，組織の損傷をおこす．寒冷環境では体温の放熱を防ぐ適当な衣服の着用が重要である．

寒冷環境では外気温10℃を基準にして10℃低下する毎に3％基礎代謝量が増加する．エネルギー消費量が増える分，摂取量も増やす必要がある．ラットを25℃と5℃で飼育すると，低温下のラットは摂食量が増える．

人においても，摂取エネルギー量が多く，タンパク質と脂肪に富んだ食事をしている人の方が，糖質中心で摂取エネルギーの少ない人よりも耐寒性があることがわかっている．

表8-1　風速と感覚温度

風速 (m/秒)	感覚温度 (℃)					
0	4.4	1.7	-1.1	-3.9	-6.7	-9.5
4.5	-2.2	-6.1	-8.9	-12.6	-15.6	-18.9
8.9	-7.8	-11.1	-16.1	-20.0	-23.4	-27.2
13.4	-10.6	-15.0	-18.9	-23.9	-27.8	-32.2
17.9	-12.2	-17.2	-21.1	-26.1	-29.5	-33.9

出典：Dan Benardot, Sports Nutrition, The American Dietetic Association, 1992, p.187 より抜粋，換算

8.2.2　寒冷環境での運動と栄養

寒冷地では基礎代謝量が増加し，ふるえを伴うとエネルギーの消費はさらに多くなる．寒冷環境に効果的な栄養素は食事による産熱効果が高いタンパク質と発熱量の大きい脂肪である．実際，寒冷地に住むイヌイットやアイヌの人々は高タンパク高脂肪食である．

寒冷環境の食事は，温暖環境に比べて0℃で8％程度，エネルギー量を多くする必要があり，エネルギーバランスもタンパク質と脂肪の割合を多くする方がよいことがわかる．糖質の割合を50％程度とし，タンパク質20％，脂肪30％程度が良いと考えられる．寒冷ストレスによるビタミンCの消耗対策として，ビタミンCを多く含むブロッコリーや小松菜などの野菜も多く摂取するようにする．野菜中のビタミンCは加熱により10～30％損なわれるが，加熱によって体積が減った分，数倍多く食べることができるので，結果的には加熱調理した方がビタミンCを多くとることができる．

--- 生活環境と栄養のまとめ ---

1. 暑熱環境では深部体温の上昇を避けるため，発汗が多くなり，体内の水分が失われる．水分の急激な減少は生命にかかわるため，早急に水を補給することが必要である．汗から失われたミネラルの補給は，通常は活動後で良く，食事中の食塩を 5～10 g 増やしたり，カリウムの多い果物を食べることで補える．

2. 寒冷環境では体温が失われるため，基礎代謝が上昇し，エネルギー消費量が増える．摂取エネルギー量を増やし，良質のタンパク質と脂肪を通常より多くする．

3. 異常な環境はストレスとなり，交感神経は緊張し，体は防御体制をとる．副腎は皮質より副腎皮質ホルモンを生合成し，髄質からはアドレナリンを分泌するので，ストレスに応じて副腎の機能が高まり，肥大がみられるようになる．皮質ホルモンの合成のために，コレステロールが使われ，ビタミンCも消耗する．また，ストレスによって体タンパク質が分解する．ストレスを受けるような環境下では良質のタンパク質とビタミンCの補給が大切である．

第9章
身体組成と栄養評価

9.1 身体組成

　人体を構成している主な成分は水，タンパク質，脂肪，ミネラルであり，組織別にみると，筋肉，体脂肪，骨が主なものである．身体組成には性差があり，男性は女性に比べて脂肪が少なく水分が多い．男性の組織は筋肉，骨の割合が多く，脂肪が少ない．これは妊娠・出産を行う女性と男性の生理的な相違，体型の違いによるものである．

　筋肉は通常，体重の 36〜45％ を占めるが，スポーツ選手ではこれが肥大している．脂肪組織は個人差の大きい部位であり，体重の変動の大部分は貯蔵脂肪によるものである．体重に対する脂肪の割合（体脂肪率）は男性では 15〜20％，女性は 20〜25％ が正常範囲とされている．脂肪には骨髄，脳脊髄，内臓の組織に付いていて，飢餓状態になっても減少しない脂肪がある．これを必須脂肪とよび，男性では体重の約3％を占める．女性はさらに胸部や下半身に女性特有の体型を保つための脂肪が 5〜9％ 含まれるので，必須脂肪は合計約12％と男性より多い．貯蔵脂肪はエネルギー源として皮下組織に貯えられる脂肪でやせた人には少なく，太った人には多い．体重から貯蔵脂肪を除いた重さを除脂肪体重 (Lean body

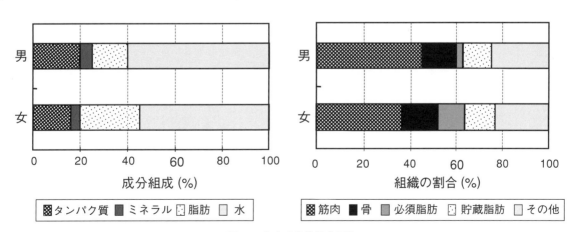

図9-1　ヒトの身体組成の例

weight) という．

9.1.1 脂肪の沈着とレプチン

脂肪の沈着はレプチン (Leptin) というタンパク質によって調節されている．レプチンはエネルギーバランスに関する摂取と消費の両方に作用し，食物摂取を抑制し，エネルギー消費を増大させる作用をもつ．遺伝的欠損により，レプチンを合成できない肥満マウスにレプチンを投与すると，速やかに正常体重に戻る．ヒトの肥満は多様な要因で起きるので，レプチンの作用も複雑で，ヒトにおける研究が進められている．

9.1.2 運動と体脂肪

体脂肪はエネルギー源になる他に内臓を衝撃から守るクッションのような役目もしている．また，脂肪は比重が小さいことから浮力にも影響する．短距離走，体操選手は貯蔵脂肪が非常に少ない選手が多いが，フットボール，バスケットボール，レスリングなどの激しいスポーツやマラソンやシンクロナイズドスイミングでは体脂肪が必要であり，体脂肪率が男性で8〜10％，女性で20％程度の選手が多い．水泳，テニス，野球選手では男性で10〜15％，女性で20〜24％の体脂肪率を示す人が多い．やせた女子スポーツ選手に月経不順が多いことはよく知られている．女性の性周期はホルモンの作用によるものであるが，運動による強いストレスと体脂肪量はホルモンのバランスに大きく影響するようである．正常な月経をおこすには13％以上の体脂肪が必要であると考えられている．この理由として，エネルギーを貯える諸器官に脂肪が少ない場合には体が妊娠には不適当と判断し，排卵を停止するのではないかという仮説がある．

9.2 肥　満

肥満とは「体の脂肪組織および種々の臓器に異常に脂肪が沈着した状態」である．つまり，比重の小さい脂肪分が多い状態である．したがって，単に体重が重いからといって必ずしも肥満ではなく，筋肉組織が発達している場合もある．また，標準体重であっても肥満のこともある．

9.2.1 肥満の成因

通常の肥満はエネルギーの摂取量が消費量より多い状態が持続することにより，余剰エネルギー分が皮下脂肪となり蓄積したものである．特殊なものとしては，ホルモン異常や脂肪の代謝異常，視床下部の摂食中枢の異常等がある．

本来，生物は飢餓に耐えて生き残るため，余剰エネルギーを脂肪として

貯える機構をもっている．しかし，肥満は各種生活習慣病の誘因となるので消費エネルギーを増やし，ダイエットをすることによって減量に努めるべきである．しかしながら，平均値より少し体重が重い方が長寿であるというデータもあり，美容上の目的でむやみに減量するのは健康的とはいえない．自分のベストウエイトを知ってコントロールすべきである．

9.2.2 体脂肪の測定法

皮脂厚

皮脂厚計を用いて計測する．位置は，上腕背部 (三頭筋)，肩甲骨下部を測定することが多い (図9-2)．上腕背部と肩甲骨下部の合計が男性で40 mm 以上，女性で50 mm 以上を肥満とする．皮脂厚の測定にはある程度の訓練が必要であり，測定者により測定値に差が出やすいという問題点がある．

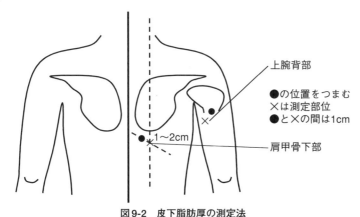

図9-2　皮下脂肪厚の測定法

水中体重秤量法 (体密度法)

体重を測定した後，水中に体を沈めて水中での体重を量り，体の比重を求め，これから体脂肪量を求める方法で，最も精度が高いが，測定のための装置が必要で対象者にも負担がかかる．

インピーダンス法

脂肪組織は絶縁体であるのに対し，それ以外の組織は72〜73％の水分を含み伝導性がよいことから，伝導度 (インピーダンス) を測定することにより総体水分量を計算し，それから体脂肪量を推定する方法である．簡便に測定できるところから市販されている体脂肪計に使用されているが，実際の測定においては注意すべき点がある．それは，体内の水分量を計算式によって算出する方法であるので，運動直後など汗による水分の損失後や，逆に多量に水分を摂取した場合や食後も不正確である．就寝中と活動中では体内の水分の分布が異なるので，下半身の伝導度を測る場合，起床後は体脂肪が高く測定される傾向がある．食後数時間たった午後に時間を

表9-1　体脂肪率
(Lohman による)

	男性	女性
肥　満	25％以上	30％以上
境界域	20〜25％	25〜30％
正　常	15〜20％	20〜25％
や　せ	15％未満	20％未満

決めて指定された姿勢で測定することが誤差を少なくすることにつながる．

CTスキャン法

CTスキャンを用いて，体の各部位における脂肪の分布を調べることができる．但し，高価である．

磁気共鳴映像法（MRI）

脂肪，脂肪分布，筋肉，臓器サイズ，総体水分量が測定できるが高価であり，主に研究用である．

二重X線吸収法（DXA）

軟部除脂肪組織が測定できる．総体脂肪量を測定するのには最も良い方法であるが，高価であることと微量であるがX線に被爆するという難点がある．

9.2.3 体脂肪の分布と健康

体脂肪は単にその量だけでなく，体内での分布状態が健康に影響する．脂肪の蓄積パターンから2つの肥満タイプに分類することができる．

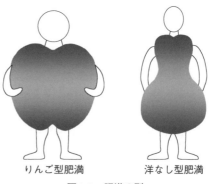

図9-3 肥満の型

りんご型肥満（Apple type obesity）

内臓に脂肪が蓄積しているため，ウエストが太く，ずんどうの体型となる．男性に多く，腹部や上半身が肥満したタイプである．この型の肥満は糖尿病，高脂血症，虚血性心疾患などの生活習慣病の誘因となることが知られている．

洋なし型肥満（Pear type obesity）

ウエストはくびれているが，下半身が太っているタイプの肥満．女性に多くみられるタイプである．りんご型に比べて生活習慣病への影響は少ない．

どちらの肥満に入るかはウエスト/ヒップ比（WHR）でみる．りんご型は

この比が1に近いか1以上になる．WHR比については，欧米では男性は0.90以下，女性は0.80以下が望ましく，それぞれ0.95以上と0.85以上では心臓血管系などの危険性が高くなるとされている．

9.2.4 BMI (Body mass index)

身長と体重から肥満の判定を行う時，BMIが用いられることが多い．

BMIは次の式で計算する．

$$\text{BMI} = \frac{体重 (kg)}{\{身長 (m)\}^2}$$

表9-2 肥満度分類

判定	BMI
低体重	< 18.5
普通	18.5 ≦ ~ < 25
肥満 (1度)	25 ≦ ~ < 30
肥満 (2度)	30 ≦ ~ < 35
肥満 (3度)	35 ≦ ~ < 40
肥満 (4度)	40 ≦

日本肥満学会 (2000年)

表9-2は日本肥満学会の判定基準である．
BMI = 22が望ましいと考えられ，標準体重は $\{身長 (m)\}^2 \times 22$ で求められる．

9.3　ウエイトコントロール

9.3.1　減量のための運動量と食物摂取量の見積もり方

エネルギーバランスをマイナス (摂取量<消費量) にすれば，そのマイナス分のエネルギーは体脂肪を燃焼してまかなわれる．1ヵ月に1kgの脂肪を燃焼させる場合，1kgの脂肪が有するエネルギーは9000 kcalであるから，1日あたりでは300 kcal (= 9000 ÷ 30) 負のバランスにすればよいということになる．

1 kgの脂肪を1ヵ月で減らす場合，どのような方法が考えられるだろうか．

1日のエネルギー消費量を計算する (第4章の簡易法を使う)．
これが2000 kcalであり，今まで体重の増減がなかったとすると摂取量もおそらく2000 kcal程度であったと思われる．

[A案] 2000 kcal (通常どおり) 食べて2300 kcal (300 kcal多く) 消費する．
[B案] 1700 kcal (300 kcal少なく) 食べて2000 kcal (通常の活動) 消費する．
[C案] 1850 kcal (150 kcal少なく) 食べて2150 kcal (150 kcal多く) 消費する
　　 これを30日間続ける．

理論的にはどの案も減量するはずであるが，C案の食事制限と運動を組み合わせる方法が最も無理がなく，効果的である．150 kcal運動量を増やす方法については第5章の付加運動量の項を参照されたい．20歳代，60 kgの男性であれば，「座る」時間の代わりにジョギング (120 m/分) やテニスを約30分することで消費するエネルギーである．

9.3.2 ダイエットのための食品の知識

　減量の食事で大切なことは単に計算通りエネルギーバランスをマイナスにすればよいというものではないということである．摂取エネルギーを目標量に抑えていても各栄養素は食事摂取基準を充たしているものでなくてはならない．むやみに食べる量を減らすとエネルギーを減少させることに伴ってタンパク質や無機質の摂取も少なくなり，筋量の減少，貧血や骨粗鬆症を生じることもあるからである．家庭で行うダイエット食は最低を1日 1200 kcal とし，それ以下にしない方がよい．1200 kcal は成人女性の基礎代謝量に相当し，それ以下では各栄養素間のバランスをとるのが難しいからである．日本人の食品の常用量は 80 kcal 単位のものが多いので，それを1点として計算するのが簡単である．厚生労働省・農林水産省から発表されている食事バランスガイド（図 2-1-5）が参考になる．

ダイエット食のポイント

主食：ダイエットをする場合にも3食毎に最低限軽く1杯のご飯（2点）程度，1日に計6点程度の糖質はエネルギーバランスのために必要である．

果物：糖質の他，ビタミン，カリウム，食物繊維を含むため1日1個程度とる．

主菜　魚：背の青い魚にはイコサペンタエン酸（IPA，EPA）ドコサヘキサエン酸（DHA）という必須脂肪酸に匹敵する脂肪酸を含むので1切れ程度はとる．

卵：良質のタンパクを含むがコレステロールが多いので1日1個程度にする．

豆：大豆にはタンパク質，カルシウムが多く含まれるので豆腐 100 g 程度をとる．

肉：脂肪の少ない赤身の部分を 60 g 程度とる．

乳類：吸収の良いカルシウムを含むので，200 mL はとる．普通牛乳と低脂肪乳のエネルギーの差は 200 mL で 20 kcal 程度である．ヨーグルトでも良い．

野菜：エネルギーが低い食品であるので多種類の野菜を豊富にとるようにしたい．緑黄色野菜はカロチンが多い．モロヘイヤ，小松菜はカルシウムやカリウムの含量が高い．海藻，キノコ，こんにゃくなど食物繊維を含む低エネルギーの食品を利用して，満腹感をもたせるためボリュームを増やすことも大切である．

油脂：エネルギーが高いのでもっとも注意が必要な食品である．必須脂肪酸（リノール酸，α-リノレン酸）の多い植物油を少しとる．マヨネーズは油が 70％ も含まれているので使用する分量に注意し，レモン果汁や酢や香辛料を上手に使うことが必要である．ダイエット中，原則として油で揚げたものは避ける．

9.3 ウエイトコントロール

表9-3 栄養評価に用いられる検査項目

検査値は疾病によって変化するので，栄養評価は複数の結果より判断する

	測定項目	指標	高い時	低い時
臨床所見	全身状態	肥満，やせ，浮腫の有無		
	皮膚・粘膜	乾燥，出血斑，皮膚炎	乾燥(ビタミンA欠乏)，出血斑(ビタミンC欠乏)，皮膚炎(B_2，ナイアシン欠乏等)	
	腱反射			消失(ビタミンB_1欠乏)
身体計測	身長	BMI，標準体重表などにより，肥満とやせの判定		
	体重			
	皮脂厚	体脂肪を反映	肥満	やせ
	上腕筋囲	筋タンパク質の消耗程度		体タンパク質の崩壊(消耗)
	体脂肪量	体脂肪の測定：肥満とやせの判定	肥満	やせ
血液成分	ヘモグロビン	貧血の有無	貧血無	貧血有
	赤血球数			
	総タンパク質	血液中のタンパクの総和	脱水，多発性骨髄腫	栄養不足，ネフローゼ
	アルブミン(半減期が長い：約20日)	長期の栄養評価，高齢者の栄養評価の良い指標		栄養不足(2.5 g/dL以下で浮腫)，肝硬変
	プレアルブミン(半減期：2日)	短期の栄養状態の指標		栄養不足
	トランスフェリン(半減期：7〜10日)	短期の栄養状態の指標，鉄欠乏時に不飽和率が上昇	鉄欠乏性貧血	溶血性貧血
	レチノール結合タンパク質(半減期：0.5日)	短期の栄養状態の指標	過栄養性脂肪肝	甲状腺機能亢進
	アルブミン／グロブリン比	低栄養で低くなる		栄養不足，肝機能低下
	総コレステロール	食事の影響大，加齢と共に上昇	動脈硬化症	低栄養，肝硬変
	中性脂肪	食事中の脂肪，糖質量を反映	肥満症，糖尿病，動脈硬化症	甲状腺機能亢進
	カリウム	組織崩壊により増加	高カリウム血症，腎不全，溶血性貧血	下痢，K摂取不足
	カルシウム	血中カルシウム濃度はほとんど変化せず，摂取量を反映しない.	ビタミンD過剰，副甲状腺機能亢進	ビタミンD欠乏，腎不全，副甲状腺機能低下
	亜鉛	グループを対象とした場合には血漿濃度は亜鉛の栄養評価としてすぐれている	溶血性貧血，赤血球増加症	肝硬変，肝炎
	血清フェリチン	貯蔵鉄の多さを示す	貯蔵鉄増加	鉄欠乏
血液(ろ紙一滴法)	甲状腺刺激ホルモン(TSH)	ヨウ素の栄養状態の評価	ヨウ素欠乏(基礎代謝低下)	甲状腺機能亢進
尿成分	クレアチニン(クレアチニン身長係数*)	排泄量は筋肉量に比例し，摂取タンパク量は関係しない	筋肉量の増加	筋肉量の低下，筋萎縮，肝障害，腎機能の低下
	尿素窒素	窒素出納(バランス)をみる	窒素平衡マイナス(タンパクの崩壊)	窒素平衡プラス(タンパク質の合成)
	3-メチルヒスチジン	筋肉タンパク質の分解率の指標	分解タンパク質の増加	
間接カロリーメトリー法	エネルギー消費，吸気，呼気，尿素測定	術後等の代謝(異化)亢進を調べる		

*クレアチニン身長係数(％)：
被験者の24時間尿中クレアチニン排泄量(mg)／標準体重(kg)／クレアチニン係数(mg)×100

その他：食事と食事の間隔が長すぎて飢餓状態が続くと，代謝が低下して減量効果が現われにくくなるので，食事は3食規則的にとるのが良い．

9.4 栄養評価

栄養状態の評価には臨床所見 (病歴，肥満，浮腫の有無，皮膚の状態等) や身体計測 (身長，体重，皮下脂肪厚，体脂肪) と共に血液や尿を調べることにより，栄養素の代謝の状況や潜在性の栄養不足 (過剰) を知ることができる．栄養評価に用いられる検査項目を表9-3に示した．これらの検査値は疾病の存在により変化するので，栄養評価は複数の結果より判断する必要がある．

身体組成と栄養評価

1. 身体の構成成分で最も多いのは，成人で50〜65％を占める水である．水の含量は年齢と性別による特徴があり，年齢が若いほど，性別では男性の方に多く含まれる．水分含量は脂肪含量と関連し，脂肪の多い人は水分含量が少ない．脂肪含量は肥満ややせによって最も個人差が大きい成分であるが，男性では15〜25％，女性では20〜25％が正常とされている．タンパク質は体重の12〜20％程度を占める．
2. 肥満とは貯蔵脂肪が多すぎる状態をいう．体脂肪が男性では25％以上，女性では30％以上が肥満とみなされている．
3. 脂肪組織の部位も問題である．腹部に貯蔵された内臓脂肪は糖尿病や心臓血管系の病気の危険性を高くする．
4. 減量のためにはエネルギーバランスを負にすれば良いが，大切なことは最低限必要な栄養素をとり，運動をとり入れた計画をたてることである．筋肉量の減少をもたらさないためにも適量のタンパク質の摂取と運動は必要である．
5. 栄養評価は身体計測，臨床所見，血液・尿検査の結果を総合的に判断することにより行われる．

第10章
食品の安全と食物アレルギー

10.1 食品中の有毒成分

　食品は安全でなければならない．最近，乳製品に黄色ぶどう球菌が混入していたり，国産牛肉のはずが輸入牛肉であったり，飲料水が工業用水であったり，という事件があった．これらは確かに食品の安全性の問題であるが，いずれも関係者のリスクに対する知識と意識が欠けていた結果である．これらは例外であり，食品中の成分が原因で病気になることがある．
　環境汚染物質や農薬，食品添加物など，人が意図的に添加したあるいは非意図的に混入した合成化学物質だけではなく，フグやキノコ，貝など，天然の食品にも毒を含むものがあることはよく知られている．この章では，天然成分であるが，人により感受性が大きく異なる病気，すなわちアレルギーといわれる症状を示す食品本来の成分による食物アレルギーについて説明する．「ソバを食べて死亡」とか，「卵を食べてじん麻疹がでた」，「離乳食が早すぎたのでアトピー性皮膚炎になった」といった例である．原因が食べ物ではないが「花粉症で鼻水，くしゃみが止まらない」というのもアレルギーによる症状である．このアレルギー疾患については表10-1に示したような種類があり，その原因や発症機構が現在でも未解明のものも多い．ここでは免疫反応が関係する食物アレルギー（即時型アレルギー）を中心に説明する．また，食物が原因で症状が似ているアレルギー様食中毒についても触れる．

> 食品中の有害物質に関しては他の成書（食品衛生）を参照してください．
>
> **アレルギー**（Allergy）という言葉は，20世紀はじめにオーストリアのクレメンス・フォン・ピルケという小児科医がギリシャ語のallos (=other 他の) と ergen (=work 作用) を併せて作り出した言葉である．
>
> **免疫反応**：例えば，一度「はしか」や「水疱瘡」にかかれば二度目は症状が軽くなるという機構であり，種痘やワクチン投与はこれを意図的に利用した療法である．

10.2 免疫反応：抗原・抗体反応

　人には免疫反応と呼ばれる自己防御システムがある．このシステムは外界から進入してきた異物を見分けてそれを排除するもので，人にとって有益な反応である．免疫反応は白血球が主体の細胞性免疫と抗体が主体となる体液性免疫に大別され，食物アレルギーには体液性免疫が関与している．
　免疫の仕組みは，図10-1に示したように，抗原となる異物が体内に侵入すると，マクロファージ（貪食細胞）がそれらを取り込み，分解すると

> **抗原**：免疫反応で異物と認識されて，抗体をつくる原因となる物質．主にタンパク質，脂質，炭水化物をはじめとする高分子物質であるが，低分子物質も対象になることがある．なお，特に，アレルギーの原因となる抗原はアレルゲンと呼ばれる．

抗体：白血球細胞内でつくられる抗原と特異的に反応するタンパク質で，免疫グロブリン (Immunoglobulin; Ig) のこと.
IgM：早期に形成される巨大抗体．抗原との結合部が多く，強力な凝集力を持つが，数日で半減する.
IgD：IgMに続いてつくられるが，ヒトにおける作用は不明である.
IgG：代表的な抗体で全抗体の80%を占める．出現は遅い．胎盤を通過できるので，母親のIgGは胎児に移り，新生児期の感染予防に貢献する.
IgA：初乳，涙，消化液，鼻汁など外分泌液に含まれ，粘膜や消化管からの感染を予防する.
IgE：肥満細胞，好塩基球と結合したIgEは抗原との反応により，ヒスタミンなどの化学物質を放出させてⅠ型アレルギーを起こす.

ともに，自分の成分と違うこと，すなわち異物と認識し，その情報をリンパ球のヘルパーT細胞に伝え，B細胞を抗体産生細胞に変化 (分化) させ，抗原と特異的に反応する抗体を合成させる．もしそのようなシステムをもった人に同じ異物が侵入すると，肥満細胞の表面に結合した抗体タンパク質が抗原と先ず反応し，リンパ球や白血球の協力を得て異物を殺滅・分解する．通常は，このように細胞性免疫と体液性免疫とが協力して生体を守るのである．このシステムは記憶され，異物が再び侵入したときには素早く反応して抗体を作る．これを感作という．そして，特にこのシステムが過敏に過剰に反応するような人をアレルギー体質の人と呼ぶ.

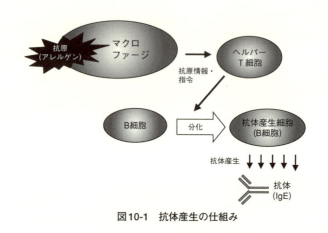

図10-1　抗体産生の仕組み

10.3　食物アレルギー

化学伝達物質は異物が体内に入ったことを全身に伝え，食作用や分解作用をもった血球をその場所に集める作用を持った物質であり，自己防御機能の主役である.

食物アレルギーとは食品中の抗原成分によって起こる疾病であり，その症状はさまざまである．その仕組みは図10-2に示した．例えば，牛乳の中に入っている成分で感作された状態のアレルギー体質の人が同じ抗原を摂取したとすると，免疫反応 (抗原・抗体反応) が迅速に起こり，いろいろな反応が引き起こされる．まず，化学伝達物質と呼ばれるヒスタミンやその他の物質を血液中に放出する (表10-1)．その結果，これらの物質が神経系に影響し，筋肉をけいれんさせたり，血管壁の透過性を高めたり，鼻や気管支などの粘膜からの分泌を多くする．これらの反応は抗原を食べてから数分以内に起こる．症状は，表10-2に示したように，発疹，腫脹 (はれ)，くしゃみ，呼吸困難 (喘息)，ひどい腹痛，嘔吐，脱力感などである．特に症状のひどいものはアナフィラキシーあるいはアナフィラキシーショックといわれ，命を落とすこともある.

一方，反応が数日あるいは数年以上も経ってから現れるものもあり，こ

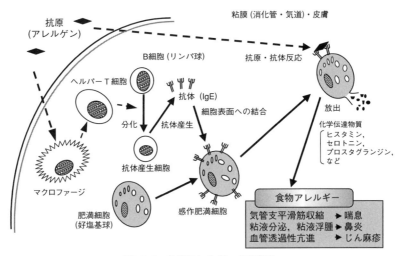

図10-2　食物アレルギーの仕組み

表10-1　アレルギー疾患の主な症状

部位	症状
全身	アナフィラキシーショック 食物依存性運動誘発アナフィラキシー
消化器	悪心，嘔吐，腸炎，下痢，腹痛，など
皮膚	じん麻疹，湿疹，紅斑，掻痒，血管運動性浮腫
呼吸器	喘鳴，咳，気管支喘息
耳鼻	くしゃみ，鼻汁，鼻閉，中耳炎，喉頭浮腫
造血器	貧血，血小板減少
泌尿器	血尿，膀胱炎，タンパク尿，浮腫
眼	結膜炎，眼瞼浮腫，流涙，眼瞼結膜浮腫
神経 (行動異常)	頭痛，めまい，緊張‐疲労，けいれん いらいら，不機嫌，興奮

表10-2　食物アレルギーの化学伝達物質

伝達物質	化学構造	保有細胞	生理作用
ヒスタミン	芳香族アミン	肥満細胞 好塩基球	血管拡張，毛細血管透過性亢進，気管支収縮
セロトニン	芳香族アミン	血小板(消化管細胞で合成)	血小板反応，循環系への作用
好酸球走化性因子	ペプチド	肥満細胞	好酸球からの血管作動性抑制，酵素の放出
好中球走化性因子	ペプチド	肥満細胞	好中球作動性物質による炎症反応の調節
ヘパリン	プロテオグリカン	肥満細胞 好酸球	ヒスタミンの放出調節
ロイコトリエン	脂肪酸	肥満細胞 多核球	気管支収縮，気道浮腫
プロスタグランジン	不飽和脂肪酸	肥満細胞 多核球 血小板	炎症反応の伝達物質，気管支収縮，肺高血圧
血小板活性因子	脂質	肥満細胞	血小板凝集

Watkins, J.C. & Levy, J.：「アナフィラキシー，その治療と検査」，交易医書出版部 (1989)

の場合は原因食を特定すること困難なことがある．このようなアレルギーを遅延性アレルギーといい，原因は食品成分よりも花粉，ダニ，カビ，大気汚染物質などのことが多く，転地療法や長期間の徹底した食事療法などが有効であるが，一般に治療も困難である．

10.4 アレルギー疾患の予防と治療

　食物アレルギーの発症は原因食を食べてから数分後ぐらいから起き，数時間以内に収まるのが普通で，その原因食を突き止めることは容易であり，予防としてはそのような食品を食べないということにつきる．しかし，好き嫌いが激しいとか，単にわがままと誤解されることもあるので，周囲の人の理解が非常に重要となる．食物アレルギーの発症はアレルゲンの摂取とともに遺伝性素因と生活習慣性素因が原因である．

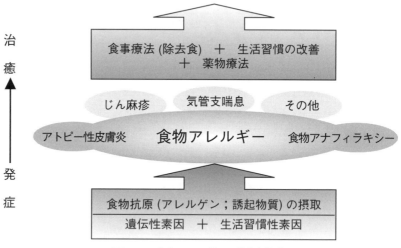

図10-3　食物アレルギーの発症と治癒

　厚生労働省の平成8年度の報告では，調査した保育所児1,348人のうち170人（12.6％）が即時型アレルギー反応を示したとされ，近年その人数の増加だけではなく，低年齢化・重症化・難治化の傾向も指摘されている．
　食品成分は本来すべて異物であるが，健康な人の場合は消化酵素によってアミノ酸や単糖や脂肪酸などに分解されて消化管から血中に入るので，抗原とはならず，免疫反応は起こらない．しかし，消化・吸収機能が未発達の乳幼児の場合は抗原が直接血中に入りやすい．したがって，これらの機能が十分発達すれば自然に治癒することも多い．また，アレルギー体質の人は分解されない物質が吸収され易い状態になっている人ともいえる．
　発症の予防法は原因となる抗原を食べないことが第一であるが，アレル

ゲンの濃度を下げた食品を食べ，n-3系多価不飽和脂肪酸などを含む抗炎症作用を強化した食事するなどの食事療法と生活習慣の改善が有効である．もちろんインタール経口薬などによる薬物療法もある．

なお，食物アレルギー対策のひとつとして，食品衛生法において，2001年4月から起因食品のうち，小麦，そば，鶏卵，牛乳およびらっかせいの5品目は特定原材料として，それら含む加工食品について表示義務，また，あわび，いか，イクラ，えび，オレンジ，かに，キーウイフルーツ，牛肉，くるみ，さけ，さば，大豆，鶏肉，豚肉，まつたけ，もも，やまいも，りんご，ゼラチンの19品目の表示努力（任意表示）が定められた．

10.5　アレルギー様食中毒

化学伝達物質の有毒アミン類を蓄積した食品の摂取によって起きる中毒をアレルギー様食中毒という．食後30～60分で発症し，症状は体各所の紅斑，じん麻疹とそれに伴うかゆみ，舌や顔面の腫脹が主症状であり，食物アレルギーに類似している．しかし，抗ヒスタミン剤が有効である．腐敗した食品による食中毒であり，わが国における化学物質による食中毒の大部分はこれである．有毒アミンは食品中の各種アミノ酸が腐敗細菌の酵素により脱炭酸酵されて生じる．代表的なアミンはヒスチジンからできるヒスタミンである．さば，まぐろ，かつお，あじ，いわし，さんまなど赤味の魚はヒスチジンを多く含むので，原因食となり易い．食品中のヒスタミン量が0.5 mg/g以上で中毒をおこす．なお，ヒスタミンは3時間程度の煮沸でも分解しないので，過熱調理によって中毒を防ぐことはできない．大量の菌が存在するときには冷蔵庫内でも生成することがあるので，できるだけ冷凍保存し，細菌性食中毒の場合と同様，短時間で解凍・調理し，直ちに食事に供するのが，この食中毒の予防法である．

有毒アミン：細菌によって作られて食品中に蓄積することから，細菌性食中毒と分類してもよいが，原因化学物質が明確であり，関与する細菌が複数である（プロテウス・モルガニィが代表的な菌であるが，大腸菌やウェルシュ菌なども関与する．）ので，化学物質による食中毒に分類されている．

まとめ

- 食品中には天然・人工の有毒成分が含まれている．
- 食物アレルギーは，食品中の抗原物質が本来生体防御機構である免疫反応を過剰に引き起こすことが原因である．したがって，予防法は原因食品を知り，抗原物質を含む食品をできるだけ避け，生活習慣の改善をすることである．
- アレルギー様食中毒はヒスタミンなどの有毒アミン類が原因であり，食物アレルギー様の症状を示す．

第11章
食事療法

11.1 エネルギー調整を主とする食事療法
― 低エネルギー ―

11.1.1 糖尿病

糖尿病の食事療法の原則

　糖尿病治療の目標は健康な人と変わらない日常生活の質の維持と天寿を全うすることにあり，そのためには下記に示したコントロールの指標を目標にして網膜症，腎症などの糖尿病細小血管合併症および虚血性心疾患，脳血管障害，閉塞性動脈硬化症等の動脈硬化性疾患の発症，進展の阻止に努めることが重要である．合併症の発症や進展の阻止には食事療法の果たす役割は大きい．

表 11-1　血糖コントロールの指標

指標	コントロールの評価とその範囲				
	優	良	可		不可
			不十分	不良	
HbA1c (%)	< 5.8	5.8 〜 6.4	6.5 〜 6.9	7.0 〜 7.9	≧ 8.0
			6.5 〜 7.9		
空腹時 (mg/dl)	< 100	110 〜 129	130 〜 159		≧ 160
食後2時間 (mg/dl)	< 120	140 〜 179	180 〜 219		≧ 220

注1) 血糖コントロールが「可」とは，治療の徹底により「良」ないしそれ以上に向けての改善の努力を行うべき領域である．「可」の中でも7.0％未満をよりコントロールがよい「不十分」とし，他を「不良」とした（この境界の血糖値は定めない）．
注2) 妊婦（妊娠前から分娩までの間）に際しては，HbA1c5.8％未満，空腹時血糖値100mg/dl 未満，食後2時間血糖値120mg/dl 未満で，低血糖のない状態を目標とする．

血糖以外のコントロールの目標値

BMI	22：体重(kg)/(身長(m) x 身長(m))	
血圧	130/80mmHg 未満	
血清脂質	総コレステロール	LDL コレステロール
冠動脈疾患(−)	200mg/dl 未満	120md/dl 未満
冠動脈疾患(＋)	180mg/dl 未満	100mg/dl 未満
中性脂肪	150mg/dl 未満	
HDL コレステロール	40mg/dl 以上	

（日本糖尿病学会編「科学的根拠に基づく糖尿病診療ガイドライン」　南江堂）

BMIは9章 p.139参照

食事療法の原則および実際

1) 適正なエネルギー量(最小限)の摂取

第11章　食事療法

DAf（身体活動レベル）：基礎代謝を1.0としたときの1日の身体活動強度の平均値．第4章p.83参照．

表11-2　身体活動レベル別エネルギー設定の目安

身体活動レベル	係数	kcal／標準体重kg
Ⅰ（低い）	1.50	25〜30 kcal*
Ⅱ（ふつう）	1.75	30〜35 kcal
Ⅲ（高い）	2.0	35〜40 kcal

＊痩せ型，若齢者は高い値を採用する
＊肥満型，老齢者は低い値を採用する

標準体重は9章p.139参照

食物繊維の生理作用
① 食後血糖値の上昇抑制効果
② インスリンの節約効果
③ 満腹感を高める効果
④ 血清コレステロール低下作用
⑤ 大腸疾患発生抑制効果

食事療法を成功させるコツ
1. グラフ化体重日記をつける．（4回／日：起床直後，朝食直後，夕食直後，就寝前）
2. 食事日記をつける．（いつ，何を，どのくらい，どんな気持ちで，料理名，食品名，分量）
3. 食事回数は1日3回とする．
4. 目や手の届くところに食べ物を置かない．
5. 空腹状態で買い物に行かない．
6. ゆっくり良くかんで食べる．
7. "ながら食い"をしない．
8. 代理摂食（残飯食い，衝動食い）をしない．
9. 朝食を重点的にとる．
10. 揚げ物を控える．
11. 脂肪の多い料理および材料を控える．
12. 食物繊維を多く摂取する．
13. 低エネルギー食品，ダイエット食品を補助的に活用する．
14. 薄味にする．

標準体重を基本に，年齢，性別，身体活動強度（運動量），肥満度，病状，合併症の有無などを考慮して決められる（表11-2）．

2）タンパク質・脂質・糖質の適正な補給

タンパク質・脂質・糖質のバランスは一般食と同じである．炭水化物は100 g／日以上，食物繊維は20〜25 g／日

3）ビタミン，ミネラルの適正な補給

日本人の食事摂取基準を参考に充分な補給を行う．感染症や合併症がある場合はそれに応じて補給する．

4）糖質食品は血糖値を上げにくいグリセミックインデックスの低い食品を活用する（第2章p.14参照）．

食品交換表の活用

食品交換表とは糖尿病の食事療法が正しく実行されやすいように日本糖尿病学会によって考案されたものである．この交換表は日常使用されている多くの食品を，主に含まれる栄養素によって6つの群に分類している（表11-3）．食品群の1および2は主に炭水化物，3と4はタンパク質とミネラル，5は脂肪，6は主にビタミン・ミネラルを含む．全ての食品群において1単位を80 kcalに統一している．その理由は日常，1回に食べる量や1個，1本，1切れ，1/2量，例えば鶏卵中1個，バナナ中1本，白身魚1切れ，小さい茶碗軽く1/2杯のご飯，6枚切り食パン1/2枚などのエネルギー量が80 kcalになるからである．食品交換表には日常使用頻度の高い600種類程度の食品について，1単位に相当する重量が掲載されており，同一食品群内で食品を交換するようにしている．この交換表を活用して望ましい摂取エネルギーに相当する食品の量を知ることができる．表11-4の1200 kcal食は基本となる食品の組み合わせ例である．エネルギーの1200 kcalは20代女性の基礎代謝量程度で非常に低いにもかかわらず，タンパク質や無機質，ビタミン類などは成人の食事摂取基準をほぼ充たすようなバランスのとれた食品の配分である．したがって1200 kcal食に示された各食品群の単位数を基準として，これより多いエネルギーを設定する場合には増加分を適当な食品群で追加していくという方法をとる．表11-5（1600 kcal食）を表11-4（1200 kcal食）と比較すると，1600 kcal食では400

11.1 エネルギー調整を主とする食事療法

表11-3 食品分類表

内　容	食品群	食品（食品例）
糖質を主として供給する食品	1	穀類（ごはん，食パン，うどん，そば，もち等） 芋類（じゃがいも，里芋，長芋，さつま芋等） 豆類（大豆とその製品は除く） 糖質の多い野菜（かぼちゃ，れんこん等） 糖質の多い種実（くり）
	2	果実（りんご，バナナ，メロン等）
蛋白質，ミネラルを主として供給する食品	3	魚介類および加工品（あじ，たい，かれい，鮭等） 獣鳥鯨肉類および加工品（牛，豚，鶏肉等） 卵，チーズ 大豆およびその製品（大豆，豆腐，納豆等）
	4	乳類および乳製品（牛乳，ヨーグルト，スキムミルク等）
脂質を主として供給する食品	5	油脂類（植物油，バター，マヨネーズ等） 多脂性食品（豚ばら肉，ピーナッツ，ベーコン，ポテトチップ等）
ビタミン，ミネラルを主として供給する食品	6	野菜類（キャベツ，玉ねぎ，にんじん，大根，ほうれんそう等） 海草類（のり，わかめ，昆布等） きのこ類（しいたけ，しめじ等）

日本糖尿病学会編：糖尿病食事療法のための食品交換表（第6版）9頁を改変

表11-4 エネルギー調整食（1200 kcal，15単位）：一日の食品構成例
＜エネルギー 1200 kcal，タンパク質 62 g，脂肪 39 g，糖質 155 g＞

栄養素	食品群	食品例	分量g	単位	目安量
糖　質	1	食パン	60	2.0	6枚切り　1.5枚
		ごはん	250	5.0	茶碗軽く　2杯
	2	りんご	150	1.0	大1/2個
タンパク質・ミネラル	3	かれい	80	1.0	中1切れ
		豚肉もも赤身	60	1.0	薄切り2枚
		鶏卵	25	0.5	小1/2個
		木綿豆腐	50	0.5	1/8丁
	4	普通牛乳	180	1.5	グラス1杯弱
脂　質	5	植物油	10	1.0	大さじ1杯弱
ビタミン・ミネラル	6	緑黄色野菜	100	0.3	両手に1杯
		淡色野菜	200	0.7	両手に2杯
		きのこ類	少々		
		海草類	少々		
	調味料	みそ	12	0.3	みそ汁一杯分
		砂糖	4	0.2	小さじ1杯強
		塩・しょうゆ	少々		
		こしょう	少々		

緑黄色野菜：にんじん，ほうれんそう，ピーマン，トマト等
淡色野菜：キャベツ，きゅうり，レタス，だいこん等
血清コレステロールが高い場合，鶏卵は週に中3～4個程度にするのが望ましい

kcal（5単位）が食パン（+1単位）ごはん（+3単位），鶏卵（+0.5単位），豆腐（+0.5単位）で増やされており，他の食品群のバランスは変化していない．

表11-5 エネルギー調整食 (1600 kcal, 20単位)：一日の食品構成例
＜エネルギー 1600 kcal, タンパク質 72 g, 脂肪 39 g, 糖質 245 g＞

栄養素	食品群	食品例	分量 g	単位	目安量
糖 質	1	食パン	90	3.0	6枚切り 1.5枚
		ごはん	400	8.0	小さい茶碗軽く4杯
	2	りんご	150	1.0	大 1/2 個
タンパク質・ミネラル	3	かれい	80	1.0	中1切れ
		豚肉もも赤身	60	1.0	薄切り2枚
		鶏卵	50	1.0	中1個
		木綿豆腐	100	1.0	1/4 丁
	4	普通牛乳	180	1.5	グラス1杯弱
脂 質	5	植物油	10	1.0	大さじ1杯弱
ビタミン・ミネラル	6	緑黄色野菜	100	0.3	両手に1杯
		淡色野菜	200	0.7	両手に2杯
		きのこ類	少々		
		海草類	少々		
調味料		みそ	12	0.3	みそ汁1杯分
		砂糖	4	0.2	小さじ1杯強
		塩・しょうゆ	少々		
		胡淑	少々		

11.1.2 肥満

肥満の種類

1) 単純性肥満：特別な原因疾患はなく，過食や運動不足の結果生じる肥満で，肥満者の90％以上を占める．

2) 症候性肥満：肥満を誘発する原因疾患がある．内分泌性，中枢性，遺伝性，薬物性という4つのタイプが知られている．肥満を誘発する薬剤としては副腎皮質ステロイドがある．

(肥満のタイプ等については第9章身体組成の項参照)

肥満により誘因される病気

肥満は表11-7に示すような多種類の病気の誘因となりやすい．これらの病気の原因は，余分な体脂肪の蓄積という物理的負荷によるものと，肥満に伴う内分泌・代謝異常によるもの，およびその両者が複合的に関与し

表11-7 肥満に合併しやすい病気

分 類		合併症
内科的疾患	循環器系	高血圧，脳卒中，心筋梗塞
	内分泌系	糖尿病，高脂血症，痛風
	消化器系	脂肪肝，胆石，膵炎
整形外科的疾患		変形性関節症 (特に腰，膝)
婦人科的疾患		月経異常，不妊症，妊娠高血圧症候群
外科的疾患		ヘルニア，静脈瘤
その他		肉体的ハンディキャップ

11.1 エネルギー調整を主とする食事療法

表11-6 食事記録用紙

年　　月　　日

	料理名	材料名	重量	目安量	1群	2群	3群	4群	5群	6群	調味料
朝食											
昼食											
夕食											
間食											
	合計										
	食品構成表	(単位配分)			6.0	1.0	4.0	1.4	1.0	1.0	0.6

たものの3つに大別できる．

肥満の治療

減食，運動，行動修正療法，薬物療法，外科療法があるが，基本は摂取エネルギーより，消費エネルギーを大きくすることである．（エネルギーバランスをマイナスにする方法については第9章を参照）．

食事療法の原則

(1) 最小限のエネルギー量
(2) タンパク質は普通量 (60 g 程度)
(3) 脂肪の制限
(4) 炭水化物の制限 (ただし 100 g 以上)
(5) ビタミン・ミネラルは十分に

1000 kcal 以下の減食は入院治療を行う．

肥満治療のためのエネルギー量に対する食品の選び方は糖尿病の項で述べた方法と同じである．

11.2 エネルギー・塩分調整を主とする食事療法
― 低エネルギー・減塩 ―

11.2.1 高血圧

日本高血圧学会による高血圧の判定基準は表11-8のようである．

高血圧の食事療法の原則

適正なエネルギーでバランスのとれた栄養摂取

肥満の場合は減量により血圧が正常化することもある．したがって肥満がある場合は減量をめざし，適正エネルギーは低く設定する．標準体重1 kg あたり 25～32.5 kcal を目安とする．

塩分の制限

日本人の平均食塩摂取量は 10～12 g であるが，高血圧の場合は1日 6 g に減塩をする．

カリウムの十分な補給

カリウムを大量に摂取するとナトリウムの尿中排泄を促し，血圧を低下させるので，腎機能の低下がない場合はカリウムの補給が効果的である（表11-9）．ナトリウム/カリウム比は3以下がよい．

コレステロールおよび動物性脂肪の制限

高血圧に脂質異常症を合併すると動脈硬化が進むので，コレステロールが高い場合は1日 300 mg 以下にすると共に，肉類の脂身，バター，チョコレートなど飽和脂肪酸の多い食品を控える．

減塩食を長期にわたって続けるための工夫
① 新鮮で良質な材料を使用
② 甘味を減らす
③ 香辛野菜・香辛料を利用
④ 油脂でこくを付ける
⑤ 焦げの風味・種実の風味を生かす
⑥ 表面に味を付ける
⑦ 割醤油で食べる
⑧ うまみをきかせる
⑨ 一品に重点的に味を付ける
⑩ 酸味を引き立て役に使う

11.2 エネルギー・塩分調整を主とする食事療法

表11-8 成人における高血圧の分類

分類	収縮期血圧 (mmHg)		拡張期血圧 (mmHg)
至適血圧	＜120	かつ	＜80
正常血圧	＜130	かつ	＜85
正常高値血圧	130〜139	または	85〜89
高血圧	≧140	または	≧90
Ⅰ度　高血圧(軽症)	140〜159	または	90〜99
Ⅱ度　高血圧(中等症)	160〜179	または	100〜109
Ⅲ度　高血圧(重症)	≧180	または	≧110

日本高血圧学会(2009/2)

表11-9 カリウムを多く摂取する方法

1 新鮮な野菜類, 海草類, きのこ類, いも類, 豆類を多くとる.
2 一日一回, 生野菜を摂取する.
3 新鮮な果物を適量摂取する(中1/2個〜1個).
4 果物はよく熟れたものより, 少し未熟なものがよい.
5 煮た料理より焼いたり, 炒めた料理を摂取する.
6 野菜はゆで過ぎたり, 水にさらし過ぎたりしないこと.
7 日本茶, コーヒー, 紅茶を適度に飲む.
8 海草類は戻し過ぎないこと.
9 昆布, かつおぶしなどの出し汁は濃くとるとよい.

表11-10 コレステロール含量の高い食品

	食品名
魚類	子持ちししゃも, しらすぼし, めざし, 煮干し, あみ佃煮, こうなご佃煮, わかさぎ, いか, たこ, えび, かに, あさり, さざえ等の貝類, うなぎ, あなご, からすみ, うになど
肉類	レバー類, とりきも, サラミソーセージなど
卵類	鶏卵, うずら卵, たらこ, すじこ, かずのこ, しらこ, たいのこなど
油脂類	バター, ラード, ヘットなど
菓子類	カステラ, バームクーヘン, クッキー, フレンチトースト, チョコレート, ワッフル, ビスケット, ケーキなど

表11-11 アルコール飲料のエネルギー量とアルコール含量

	目安量	容量 (mL)	エネルギー (kcal)	アルコール (mL)
ビール	大1本	633	253	29
ウィスキー	ダブル1杯強	70	166	28
ワイン	グラス1杯	100	73	11
日本酒	1合	180	196	28
焼酎(25度)	1合	180	263	45

アルコールは適量

1週間にアルコールで120 mL(日本酒換算4合)程度は血圧に影響しないことがわかっている.

表11-12　各種食品の塩分含量

品　名	目安量(g)	塩分量(g)	品　名	目安量(g)	塩分量(g)
調味料					
塩	小さじ1杯(6)	6.0	マヨネーズ	小さじ1杯(5)	0.1
しょうゆ	小さじ1杯(6)	1.0	トマトケチャップ	小さじ1杯(6)	0.2
減塩しょうゆ	小さじ1杯(6)	0.5	甘味噌	小さじ1杯(6)	0.4
ウスターソース	小さじ1杯(5)	0.4	辛味噌	小さじ1杯(6)	0.7
とんかつソース	小さじ1杯(6)	0.2			
スポーツドリンク					
A社	1缶(250)	0.2	B社	1缶(250)	0.1
外食料理					
かけそば	1人前	4.4	てんぷら定食	1人前	5.6
ざるそば	1人前	2.7	焼肉定食	1人前	7.0
親子丼	1人前	5.4	カレーライス	1人前	2.6
にきりずし	1人前	3.2	ピザパイ	1人前	2.4
ちらしずし	1人前	4.2	スパゲッティミートソース	1人前	4.1
釜飯	1人前	4.2	ラーメン	1人前	7.6
刺身定食	1人前	4.3	焼きそば	1人前	4.7
焼魚定食	1人前	7.7	中華丼	1人前	3.8
漬物					
梅干	1個(10)	2.1	べったら漬	2切れ(30)	0.8
たくあん	2切れ(20)	1.4	福神漬	大さじ1杯(15)	1.2
塩漬きゅうり	2切れ(20)	0.6	たかな漬	小皿1杯(20)	0.9
塩漬白菜	小皿1杯(40)	0.7	らっきょう漬	小皿1杯(15)	0.4
奈良漬	2切れ(20)	1.2			
佃煮					
アサリ佃煮	大さじ1杯(10)	0.6	昆布佃煮	大さじ1杯(15)	1.9
のり佃煮	大さじ1杯(20)	2.0			
油脂類					
マーガリン	大さじ1杯弱(10)	0.2	バター	大さじ1杯弱(10)	0.2
乳製品					
プロセスチーズ	1枚(20)	0.6	カテージチーズ	大さじ1杯弱(15)	0.2
小麦製品					
食パン	6枚切り1枚(60)	0.8	中華麺(蒸し)	1玉(150)	0.6
ロールパン	1個(30)	0.4	中華麺(生)	1玉(130)	0.4
茹でうどん	1玉(250)	0.3	インスタントラーメン	1袋(100)	6.4
塩干物					
あじ開き	中1枚(60)	1.8	塩さば	1切れ(70)	3.2
めざし	中2匹(30)	1.0	たらこ	1/4腹(20)	2.0
しらすぼし	大さじ1杯(8)	1.0	いか塩辛	小皿1杯(20)	2.3
塩鮭	1切れ(50)	4.1	練りうに	大さじ1杯(15)	1.8
練り製品					
かまぼこ	2切れ(20)	0.5	さつまあげ	1枚(40)	1.0
なると	2枚(20)	0.5	焼きちくわ	1本(50)	1.3
はんぺん	小1枚(60)	1.2			
肉加工品					
ベーコン	うす切り1枚(15)	0.4	ロースハム	1枚(20)	0.6
焼き豚	うす切り2枚(25)	0.7	ボンレスハム	1枚(20)	0.6
プレスハム	1枚(20)	0.7	ウインナソーセージ	中2本(30)	0.7

五訂食品成分表

表11-13 エネルギー・塩分調整食

1600 kcal，タンパク質70 g，脂質40 g，コレステロール300 mg以下
食塩7 g

栄養素	食品群	食品例	分量(g)
糖　質	穀類	食パン	90
		ごはん	440
	いも類	じゃがいも	
	果実類	オレンジ	100
	砂糖類	ジャム	15
タンパク質・ミネラル	魚類	かれい	80
	肉類	豚肉もも	60
	卵類	鶏卵	25
	豆腐類	木綿豆腐	100
	乳製品	低脂肪牛乳	200
脂　質	油脂類	植物油	10
ビタミン・ミネラル	緑黄色野菜	にんじん等	100
	淡色野菜	キャベツ等	200
	きのこ類	しいたけ等	少々
	海草類	わかめ等	少々
	調味料	みそ	12
		砂糖	6
		塩・しょうゆ	0.5・21
		こしょう	少々

11.3　エネルギー・脂質調整を主とする食事療法
── 低エネルギー・低脂肪 ──

11.3.1　脂質異常症

　脂質異常症（高脂血症）とは血液中に含まれる脂質の総量または特定の脂質が正常範囲を超えた状態をいい，その診断基準を表11-14に示した．脂質異常症は動脈硬化症の発生と進展に関与し，狭心症，心筋梗塞，大動脈瘤などの大きな引きがねになり，さらに高血圧症，糖尿病，肥満症などが加わると病気の進展は加速される．これらの予防には食事療法が重要な役割を果たしている．

表11-14 脂質異常症の診断基準（血清脂質値：空腹時採血）

高LDLコレステロール血症	LDLコレステロール	$\geq$ 140 mg/dL
低HDLコレステロール血症	HDLコレステロール	$\leq$ 40 mg/dL
高トリグリセリド血症	トリグリセリド	$\geq$ 150 mg/dL

（日本動脈硬化学会「動脈硬化性疾患予防ガイドライン2007年版」）

第11章　食事療法

表11-15　リスク別脂質管理目標値

治療方針の原則	カテゴリー		脂質管理目標値（mg/dL）		
	リスクレベル	LDL-Ch以外の主要危険因子*	LDL-Ch	HDL-Ch	トリグリセリド
一次予防 まず生活習慣の改善を行った後，薬物治療の適応を考慮する	I（低リスク群）	0	< 160	40以上	150未満
	II（中リスク群）	1～2	< 140		
	III（高リスク群）	≧ 3	< 120		
二次予防 生活習慣の改善とともに薬物治療を考慮する	冠動脈疾患の既往		< 100		

日本動脈硬化学会「動脈硬化疾患予防ガイドライン2007年版」より

*LDL-Ch以外の主要危険因子
加齢（男性≧45歳，女性≧55歳）　　喫煙
高血圧　　　　　　　　　　　　　　冠動脈疾患の家族歴
糖尿病（耐糖能異常を含む）　　　　低HDL-Ch血症（< 40mg/dl）

食事療法の原則

1　総コレステロールが高い場合

(1)　適正なエネルギー量

　　摂取エネルギーが過剰になると肝臓での超低比重リポタンパクの合成が亢進し，その代謝産物である低比重リポタンパクが増加する．したがって，エネルギーは標準体重1 kgあたり，25～32.5 kcalを目安にし，肥満があれば25～30 kcalとする．

(2)　多価不飽和脂肪酸の摂取を多くする．

　　脂肪のエネルギー比は20～25％で一般食と同じであるが，コレステロール低下作用のあるリノール酸やα-リノレン酸などの多価不飽和脂肪酸(P)を多くし，飽和脂肪酸(S)の1～2倍にする．しかし，リノール酸等の過剰摂取によりP/S比が2以上になるとHDLコレステロールが減少するのでこの比が2を超えないようにする．酸化されやすい多価不飽和脂肪酸を多く摂取すると，酸化を防ぐビタミンE，β-カロテン，ビタミンCやフラボノイドなどを多く摂取することが必要になる．

(3)　コレステロールは1日300 mg以下にする．

(4)　水溶性食物繊維を十分摂取する．

　　ペクチン，マンナン，アルギン酸などの水溶性食物繊維には血中コレステロール低下作用がある．

水溶性食物繊維の生理作用
水溶性食物繊維は胆汁酸を吸着して排泄するので，その再利用ができず，胆汁酸合成のために，血中コレステロールが使われる．また食物中のコレステロールも食物繊維に吸着して排泄されたり，吸収が阻害されたりする．このような結果として，血中のコレステロール値は低下する．

2 中性脂肪が高い場合

(1) 適正なエネルギー量
(2) 糖質（砂糖，果糖），アルコールの制限
　糖質を60％以下に制限する．特に単糖類，二糖類はアルコールと同様，肝臓での中性脂肪の合成を亢進すると考えられている．
(3) P/S比を1～2の範囲にする．特にn-3系脂肪酸のIPA (EPA)，DHAは中性脂肪低下作用があるので，これらを多く含む魚類の摂取が望ましい．

3 総コレステロール・中性脂肪の両方とも高い場合

上記，1と2を合わせた形になる．
(1) 適正なエネルギー量
(2) 糖質・アルコール・コレステロールの制限
(3) 脂肪のエネルギー比は20～25％であるが，P/S比を1～2とし，n-3系脂肪酸の摂取を多くする．
(4) 抗酸化食品，食物繊維の摂取を多くする．

飽和脂肪酸を減らすための食品の選び方・調理法
1 肉類はヒレやささみ等脂肪の少ない所を選び，脂身や鶏肉の皮はできるだけ除く．
2 肉類の調理は煮る（水炊き，鍋物），茹でる（しゃぶしゃぶ，茹で豚），網で焼く，蒸す（蒸し鶏，蒸し豚）などにより脂肪を落とす．
3 洋風料理を控え，和風料理にする．
4 洋菓子を控え，和菓子にする．

表11-16 エネルギー・脂質調整食 (1600 kcal)

エネルギー1600 kcal，タンパク質70 g，脂質40 g，コレステロール300 mg以下

栄養素	食品群	食品例	分量 (g)
糖質	穀類	食パン	90
		ごはん	440
	いも類	じゃがいも	—
	果実類	オレンジ	100
	砂糖類	ジャム	15
タンパク質・ミネラル	魚類	かれい	80
	肉類	豚肉もも	60
	卵類	鶏卵	25
	豆腐類	木綿豆腐	100
	乳製品	低脂肪牛乳	200
脂質	油脂類	植物油	10
ビタミン・ミネラル	緑黄色野菜	にんじん等	100
	淡色野菜	キャベツ等	200
	きのこ類	しいたけ等	少々
	海草類	わかめ等	少々
	調味料	みそ	12
		砂糖	6
		塩・しょうゆ	少々
		こしょう	少々

11.3.2 胆石症

胆石は胆嚢や胆管の中に発生する結石であるが，その発生部位により，

胆嚢結石，総胆管結石，肝内結石に分けられている．また，胆石の組成により，表11-17のように分類されている．このうち，コレステロール胆石と色素胆石が大部分であり，中でもコレステロール胆石は食生活の欧米化に伴って増加している．

表11-17 胆石の分類

コレステロール胆石	純コレステロール石 混成石 混合石
色素胆石	ビリルビンカルシウム石 黒色石
まれな胆石	炭酸カルシウム石 脂肪酸カルシウム石 他の混合石 その他

食事療法の基本

(1) 脂肪の制限

　脂肪を含む食物による胆嚢への刺激を避けるためである．

(2) コレステロールの制限

　コレステロールの過剰摂取は胆石生成の誘因となるといわれている．

(3) 食物繊維を多く摂取する．

　食物繊維は血清コレステロール低下作用がある．

(4) 炭酸飲料，カフェイン飲料，香辛料は控える．

　胃液の分泌を促進させるものは二次的に胆嚢を収縮させるので，控える．

(5) 食事は規則正しく，ゆっくりとる．

　表11-18にエネルギー・脂質調整食の食品例を示した．

11.4 エネルギー・タンパク質・塩分調整を主とする食事療法
― 高エネルギー・低タンパク・減塩 ―

11.4.1 腎不全

　我が国の透析患者数は毎年増加を続け，現在28万人を越えている．慢性腎不全の進行を抑制し，尿毒症症状を軽減させ，透析導入の遅延を図る治療の一環として食事療法は重要な役割を果たしている．

食事療法の原則

(1) エネルギーは十分摂取する．

　適正なエネルギー量は性別，体格，活動状況によって異なるが，一般的に標準体重1kgあたり35 kcal，高齢者は28〜30 kcalが望ましい．タンパ

カリウムの減らし方
① 生の果物は控え，缶詰にする．
② 生野菜は避け，たっぷりの湯で茹で，ゆで汁は捨てる．
③ イモ類も小さく切って茹でる．茹でたものを他の料理に使う．
④ 煮物の煮汁は控える．
⑤ 干しワカメやヒジキはたっぷりの水で20分以上さらして，数回水を取り替ええる．
⑥ 野菜スープは避ける．
⑦ 日本茶は濃いものを避け，コーヒー，紅茶は薄めのものにする．

11.4 エネルギー・タンパク質・塩分調整を主とする食事療法

表11-18 エネルギー・脂質調整食：一日の食品構成例

エネルギー 1800 kcal，タンパク質 70 g，脂質 40 g

栄養素	食品群	食品例	分量 (g)	目安量	代替食品
糖質	穀類	食パン	90	6枚切り1.5枚	ロールパン等
		ごはん	440	小さい茶碗4杯	ゆでうどん，ゆでそば，干しそうめん，生中華麺等
	芋類	じゃがいも	80	中1/2個	さつまいも，里芋，山芋
	菓子類	まんじゅう	50	中1個	
	果物	りんご	75	大1/4個	オレンジ等
タンパク質・ミネラル	肉類	豚肉もも	60	薄切り2～3枚	牛肉もも，鶏むね肉(皮なし)等
	魚類	白身魚	70	中1切れ	かれい，鯛，太刀魚，あじ等
	卵類	鶏卵	25	中1/2個	うずら卵
	豆腐類	木綿豆腐	100	1/4丁	大豆，高野豆腐等
	乳類	牛乳	200	グラス1杯	ヨーグルト，スキムミルク等
脂質	油脂類	植物油	10	大さじ1杯弱	マーガリン，マヨネーズ，ごま等
ビタミン・ミネラル	緑黄色野菜	にんじん	100	手のひら1杯	ほうれんそう，トマト，ピーマン
	淡色野菜	キャベツ	200	手のひら2杯	白菜，大根，もやし，レタス
	きのこ類	生しいたけ	2	中1/4枚	えのき，しめじ
	海藻類	わかめ	2	少々	ひじき，海苔
	調味料	味噌	12	小さじ2杯	
		砂糖	10	大さじ1杯強	
		ジャム	15	大さじ1杯	

ク質制限食の場合，エネルギーが不足すると体タンパク質の異化 (消耗) がおきやすいからである．

(2) タンパク質の制限 (質の良いタンパク質を少量)

高窒素血症を改善するためにタンパク質は通常の50～60％ (0.5～0.6 g／標準体重kg) に制限することが望ましい．しかし，タンパク質の不足は低タンパク血症，貧血をおこすことがあるので，用いるタンパク質は質のよい動物性のものとし，野菜中に少量含まれるアミノ酸価の低いタンパク含量に注意を要する (表11-19)．

(3) 塩分制限

高血圧や浮腫がある場合は1日の塩分を6gに制限する．

(4) カリウム制限

高カリウム血症が認められる場合は食事中のカリウムを2.0g/日以下にする．

(5) リン制限 (600～800 mg/日)

腎機能が低下するとリンの排泄が低下し，高リン血症をおこす．

高リン血症が腎機能低下因子の一つでもあるので，リンの摂取を制限することにより，腎機能障害が抑制される．

表11-20にタンパク質調整食の食品例を示した．

高リン血症：腎機能が低下するとリンの排泄が低下し，高リン血症をおこす．高リン血症は低カルシウム血症，二次性の副甲状腺機能亢進症をもたらし，骨の形成より量の吸収が上回る状態となり骨量減少をおこす．長期にこの状態が続くと骨の全身変化である腎性骨異栄養症になり日常生活も障害が出てくる．

表11-19 野菜100g中のタンパク質含有量

野菜類	含有量(g)	野菜類	含有量(g)
芽キャベツ	5.2	干しぜんまい(ゆで)	1.7
モロヘイヤ	4.8	にら	1.7
菜の花(なばな)	4.4	緑豆もやし	1.7
ブロッコリー	4.3	わけぎ	1.6
ゆりね	3.8	こまつな	1.5
大豆もやし	3.7	ねぎ(葉ねぎ)	1.5
たけのこ(生)	3.6	おおさかしろな	1.4
とうもろこし	3.6	キャベツ	1.3
からしな	3.3	なす	1.1
さやえんどう	3.1	きゅうり	1.0
カリフラワー	3.0	セロリー	1.0
たけのこ(水煮缶詰)	2.7	にがうり	1.0
アスパラガス	2.6	みつば(切り)	1.0
じゅうろくささげ	2.5	たまねぎ	1.0
わらび	2.4	しろうり	0.9
かぶ(葉)	2.3	たいさい(しゃくしな)	0.9
しゅんぎく	2.3	ピーマン(青)	0.9
水菜(きょうな)	2.2	うど	0.8
だいこん(葉)	2.2	はくさい	0.8
ほうれんそう	2.2	かぶ(根)	0.7
オクラ	2.1	トマト	0.7
せり	2.0	チンゲンサイ	0.6
ふだんそう	2.0	にんじん	0.6
かぼちゃ(西洋)	1.9	レタス	0.6
ししとうがらし	1.9	ずいき	0.5
にんにくの芽	1.9	だいこん(根)	0.5
れんこん	1.9	とうがん	0.5
さやいんげん	1.8	つわぶき	0.4
ごぼう	1.8	ふき	0.3

〈五訂日本食品標準成分表〉による

11.4.2 ネフローゼ症候群

持続的な蛋白尿(3.5 g/日以上)と低タンパク血症(血清総タンパク6.0 g/dL以下),低アルブミン血症(3.0 g/dL以下)を認める病気をネフローゼ症候群という.多くは高コレステロール血症と浮腫を伴う.腎疾患に由来する一次性と他の疾患に付随して起こる二次性に大別される.一次性が70〜80%を占める.

ネフローゼ症候群の食事療法

腎生検により微小変化型ネフローゼか,他のネフローゼ症候群かを診断し,分けて考える.治療に良く反応する微小変化型ネフローゼ症候群では,タンパク質制限は行わない.しかし,過剰なタンパク質負荷は行わず,一般健康人程度でよい.他のネフローゼ症候群ではタンパク質は0.8〜1.0 g/kg/日に制限する.脂質は25〜30%とする.高コレステロール血症を伴

11.4 エネルギー・タンパク質・塩分調整を主とする食事療法

表11-20 タンパク質調整食：一日食品構成例
エネルギー1800 kcal, タンパク質30 g, 脂肪55 g, 塩分7 g

栄養素	食品群	食品例	分量(g)	目安量
糖 質	穀類	食パン	60	6枚切り1枚
		低タンパクごはん*	360	2パック
	いも類	じゃがいも	80	中1個
	果実類	フルーツ缶	100	
	砂糖類	ジャム	15	大さじ1杯
	菓子類	低蛋白クッキー	20	6〜7個
タンパク質・ミネラル	魚類	鮭	15	小1/4切れ
	肉類	豚肉もも	15	薄切れ1枚
	卵類	鶏卵	25	中1/2個
	乳製品	牛乳	100	グラス1/2杯
脂 質	油脂類	植物油	30	大さじ3杯弱
ビタミン・ミネラル	緑黄色野菜	にんじん等	100	両手に1杯
	淡色野菜	キャベツ等	200	両手に2杯
	きのこ類	しいたけ	少々	
	海草類	わかめ	少々	
	調味料	砂糖(粉飴等)	80	
		塩・しょうゆ	少々	
		こしょう	少々	

*米を特殊加工して，タンパク質を普通の1/2〜1/12に減らしたもの

表11-21 ネフローゼ症候群の食事療法

	総エネルギー (kcal/kg/day)	タンパク質 (g/kg/day)	食塩 (g/day)	カリウム
微少変化型ネフローゼ症候群以外	30〜35	0.8〜1.0	5〜7	血清カリウムにより増減
微少変化型ネフローゼ症候群	30〜35	1.0〜1.2	0〜7	血清カリウムにより増減

日本腎臓病学会編：腎疾患の生活指導・食事療法ガイドラインより

いやすいところから飽和脂肪酸やコレステロールを制限し，P/S比は1.0〜2.0の範囲になるよう配慮する(表11-21)．

11.4.3 糖尿病腎症

糖尿病の合併症としての糖尿病腎症は糖尿病の増加と共に増えている．糖尿病腎症の食事療法は原疾患である糖尿病そのものに対する食事療法と腎症に対するそれの内容をうまく融合させることが大切である．

食事療法の原則

(1) 適正なエネルギー量 (25〜32.5 kcal/kg×標準体重)

適正なエネルギー量は標準体重を基本に，年齢，性別，生活活動強度(運動量)，肥満度，病状などを考慮して医師が決定する．一般的には標準体重に25〜32.5 kcal/kgが適用されることが多い．

表11-22　エネルギー・タンパク質調整食：一日の食品構成例
1200 kcal, タンパク質 30 g, 脂肪 42 g, 糖質 175 g

栄養素	食品群	食品例	分量 (g)	単位	目安量
糖　質	1	食パン	60	2.0	6枚切り1枚
		低タンパクごはん	240	4.8	2/3パック×2回
		いも類	55	0.5	小1/2個
	2	りんご	150	1.0	大1/2個
タンパク質・ミネラル	3	肉類(魚類)	60	1.0	薄切り2枚
		鶏卵	25	0.5	中1/2個
	4	普通牛乳	100	0.8	グラス1/2杯
脂　質	5	油脂類	30	3.0	大さじ3杯弱
ビタミン・ミネラル	6	緑黄色野菜	100	0.3	両手に1杯
		淡色野菜	200	0.7	両手に2杯
		きのこ類	少々		
		海草類	少々		
調味料		ジャム	15	0.5	大さじ1杯
		砂糖	6	0.3	小さじ2杯
		塩・しょうゆ	少々		
		こしょう	少々		

表11-23　エネルギー・タンパク質調整食：一日の食品構成例
1600 kcal, タンパク質 40 g, 脂肪 50 g, 糖質 250 g

栄養素	食品群	食品例	分量 (g)	単位
糖　質	1	食パン	90	3.0
		低タンパクごはん	360	7.2
		いも類	50	0.5
	2	りんご	150	1.0
タンパク質・ミネラル	3	肉類(魚類)	60	1.0
		鶏卵	50	1.0
	4	普通牛乳	200	1.7
脂　質	5	油脂類	30	3.0
ビタミン・ミネラル	6	緑黄色野菜	100	0.3
		淡色野菜	200	0.7
		きのこ類	少々	
		海草類	少々	
調味料		ジャム	15	0.5
		砂糖	6	0.3
		塩・しょうゆ	少々	
		こしょう	少々	

(2)　タンパク質の制限 (0.6～0.8 g / 体重 kg)

(3)　塩分制限 (6 g)

　高血圧やむくみがある場合は塩分を1日6 gに制限する．高血圧は糖尿

病腎症の発症，進展の最も大きな加速因子の1つであるので，血圧のコントロールはタンパク質制限と同様，また，それ以上に重要である．

(4) カリウム制限 (2.0 g / 日以下)

腎臓機能の低下により，高カリウム血症が認められた場合はカリウムの摂取を2.0 g / 日以下を目標に制限する．

(5) 脂肪酸

不飽和脂肪酸は動脈硬化を予防し，健康に良いというイメージが強いが，n-6系不飽和脂肪酸であるリノール酸の過剰摂取はがんや血栓症の危険因子となり，早期糖尿病腎症の悪化を促進する可能性が示唆されている．一方，しそ油や魚油に多く含まれるn-3系多価不飽和脂肪酸である α-リノレン酸，イコサペンタエン酸 (IPA，EPA)，ドコサヘキサエン酸 (DHA) の動脈硬化症の進展抑制が注目されている．

(6) 糖質エネルギー比 (55〜70％)

タンパク質制限食では，他の栄養素，糖質と脂質の割合を高くせざるを得ないが，脂質の割合を多くすることは他の疾患の誘因となるので望ましくなく，糖質のエネルギー比を高くすることになる．総エネルギーが同じであれば，糖質の割合が多くても血糖のコントロールは変わらないことが示されている．摂取エネルギー不足では体タンパク質の消耗がおきるため，タンパク質制限食では必要なエネルギーは十分に摂取する必要がある．タンパク質制限食は良質のタンパク質を適量摂取し，米，小麦などに含まれるアミノ酸価の低い植物性タンパク質を制限することになる．穀類以外の糖質として砂糖は純粋な糖質であるが，エネルギー源として多く摂取するには無理があるので，特別に調整された「低タンパク米」や甘味の低い「粉飴」を使用して糖質のエネルギーを補う必要がでてくる．

(6) リン制限 (600〜800 mg / 日)

腎不全の項参照

表11-22と23に低エネルギー・低タンパク質調整食の食品例を示した．

低タンパク米：普通の米に比べてタンパク質を1/2〜1/25まで除去した米

粉飴：でんぷんを原料として製造した甘味の少ない水飴を粉末にしたもの

11.5 エネルギー・タンパク質調整を主とする食事療法
— 高エネルギー・高タンパク質 —

11.5.1 肝臓病

肝臓の病気には急性肝炎，慢性肝炎，肝硬変などがある．急性肝炎は比較的治りやすい病気である反面，急速に悪化して死亡する場合や完全に直りきらずに慢性肝炎に進むことがある．急性肝炎は初期に徹底的に治療することが肝要であり，食事療法の果たす役割は大きい．

肝臓病の原因：
1. 肝炎ウイルス
2. 過度の飲酒
3. 中毒，治療薬，有害物質
4. 免疫異常，リウマチ等膠原病と関連する原因

肝臓病治療の原則

体内に入った肝炎ウイルスの除去は現在の医学では未だ不可能であるが，ワクチンや抗血清の開発によりウイルスに対する対策は可能である．飲酒や薬剤など原因がわかる場合はその原因物質の飲用を中止することが必要である．治療の原則は適度の休養，食事，薬物療法が柱となる．

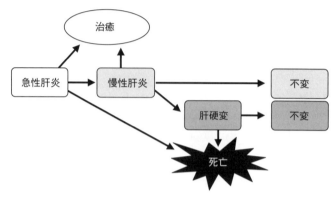

図11-1　肝臓病の経過

食事療法

(1)　適正エネルギー・高タンパク質・高ビタミン食が基本である．

　肝細胞が障害を受けた場合，細胞を再生してその機能を回復させるためには十分なエネルギーとタンパク質，ビタミンの補給が必要である．しかし，エネルギーの過剰摂取は肥満や脂肪肝につながるので，急激な体重増加(1ヵ月に3kg以上)がある場合は控える．

(2)　タンパク質は通常の20～50％増し(1.2～1.5g/kg)とする．

(3)　アルコール飲料は厳禁

(4)　食品添加物，農薬など化学物質の摂取に注意

(5)　脂肪は制限せず，エネルギー比は通常のバランスとする．

腹水がある場合

　塩分を1日6gに制限し，腹水のため腹部膨満感があり食欲不振の場合は分食(1日4～5回)にして必要な栄養は摂取するようにする．

　表11-24にエネルギー・タンパク質調整食の食品例を示した．

11.5.2　肝性脳症

　肝硬変から肝不全になると，肝臓の持つ諸機能が作用しなくなり，肝性脳症とよばれる意識障害がおきる．肝性脳症は比較的軽い意識障害から重くなると昏睡になる場合もある．これは肝機能の障害により，タンパク質の代謝産物であるアンモニアが無毒化されないまま全身に運ばれ，本来は脳への有害物質侵入を阻止する血液脳関門のバリアを通過して脳に侵入し

11.5 エネルギー・タンパク質調整を主とする食事療法

表11-24 エネルギー・タンパク質調整食:一日の食品構成例

エネルギー 2000 kcal,タンパク質 85 g,脂肪 50 g,糖質 305 g

栄養素	食品群	食品例	分量 (g)
糖　質	穀類	食パン	120
		ごはん	440
	いも類	じゃがいも	50
	菓子類	まんじゅう	50
	果物	りんご	150
タンパク質・ミネラル	肉類	豚肉もも	80
	魚類	あじ	80
	卵類	鶏卵	50
	豆腐類	もめん豆腐	100
	乳類	普通牛乳	200
脂　質	油脂類	植物油	20
ビタミン・ミネラル	緑黄色野菜	にんじん	100
	淡色野菜	キャベツ	200
	きのこ類	生しいたけ	2
	海草類	わかめ	2
	調味料	みそ	12
		砂糖	6
		ジャム	15

表11-25 エネルギー・タンパク質調整食:一日の食品構成例

エネルギー 1500 kcal,タンパク質 40 g,脂肪 35 g,カルシウム 600 mg 以上,塩分 7 g 以下

栄養素	食品群	食品例	分量 (g)
糖　質	穀類	食パン	60
		低タンパクごはん	360
	芋類	じゃがいも	50
	果実類	バナナ	100
タンパク質・ミネラル	魚類	かれい	30
	(肉類)*	(豚肉もも)	(30)
	卵類	鶏卵	30
	豆腐類	木綿豆腐	100
	乳製品	普通牛乳	200
脂　質	油脂類	植物油	15
ビタミン・ミネラル	緑黄色野菜	にんじん	100
	淡色野菜	キャベツ	200
	きのこ類	しいたけ	少々
	海藻類	わかめ	少々
	調味料	味噌	12
		砂糖・粉飴	10
		ジャム	15

*代替食品:肉か魚を選択

た結果である．したがって，肝性脳症の食事療法はタンパク質を制限することが必要になる．

食事療法
(1) 適正なエネルギー (30〜35 kcal / kg)
エネルギー内で糖質は十分にとる．脂肪のエネルギー比も一般食と同じ．
(2) タンパク質の制限 (0.6〜1.0 g / kg)
分岐鎖アミノ酸 (BCAA) /芳香族アミノ酸 (AAA) 比（フィッシャー比）の高い食品を摂取する．
(3) 塩分制限 (6 g)
(4) 食物繊維，ビタミン，カリウムは十分にとる．
(5) アルコール飲料は厳禁
表 11-25 にエネルギー・タンパク質調整食の食品例を示した．

11.6　消化器疾患の食事療法

11.6.1　胃・十二指腸潰瘍

胃・十二指腸潰瘍はストレスの多い現代社会で働き盛りの男性に多く見られる疾患であり，職場や地域での集団検診では約3％の人に見つかる．昔は死に至ることもあったが，今では仕事を離れて治療を受けると比較的早く治る．しかし，再発や悪化することもあり，再発を繰り返すたびに治りにくくなる．

潰瘍とは胃や十二指腸の内壁に部分的な欠損が見られるもので，表面がえぐられた状態をいう．内壁は図 11-2 に示すように内側から，粘膜層，粘膜下層，筋層，漿膜の4つの層からできている．粘膜層に何らかの原因で欠損が起きた時，これを"ビラン"といい，胃炎の時によくみられる．欠損がもっと深く粘膜下層まで及んだのが潰瘍である．したがって，胃潰瘍，十二指腸潰瘍といっても欠損が粘膜下層で止まっているものから筋層・漿膜におよぶものまでいろいろな程度のものがある．

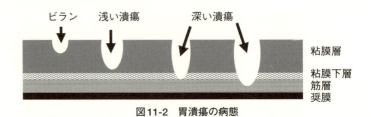

図 11-2　胃潰瘍の病態

食事療法の原則
食事療法は出血時と非出血時に分けて考える．出血時には絶食が必要で

表11-26 胃・十二指腸潰瘍の治療食に適した食品

主な栄養素	食品群	適した食品	控える食品
糖質	穀類	ごはん，軟飯，粥，もち，食パン，バターロール，うどん，そうめん，マカロニ，よくゆでたスパゲッティ	冷たいご飯，赤飯，混ぜごはん，玄米飯，炒飯，鮨，菓子パン，そば，中華麺，即席麺
	芋類	じゃが芋，里芋，長芋	さつまいも
	糖質の多い野菜類	かぼちゃ，百合根，種・皮を除いたそら豆	れんこん，とうもろこし
	豆類(大豆を除く)	グリンピース，軟らかく煮たうずら豆，金時豆	塩えんどう，小豆
	果実類	熟れた果物	未熟な果物
		バナナ，メロン，桃，西瓜，ぶどう等	酸味の強い果物・ジュース，夏みかん，レモン
		皮をむいて煮た果物：りんご，なし	固い果物：梨，柿，パイナップル
		袋抜きみかん，フルーツ缶，ジャム	種・繊維の多い果物：いちじく，いちご，キウイフルーツ
タンパク質・ミネラル	魚類	脂肪の少ない白身魚：ひらめ，かれい，たら	脂肪の多い赤身魚：鮭，まぐろ脂身
		脂肪の少ない赤身魚：かつお，まぐろ赤身	背の青い魚：いわし，ぶり，さば，さんま
	貝類	かき，帆立貝柱	あわび，さざえ等
	その他の魚介類	かに	いか，たこ，うなぎ，あなご，揚げた魚
	練り製品	はんぺん，かまぼこ，なると	さつまあげ，伊達巻，つみれ
	肉類	皮なし鶏胸肉，ささみ，子牛肉，牛肉赤身，豚肉赤身，ヒレ肉	皮つき鶏肉，ひつじ肉，脂身付きの牛肉・豚肉
	肉加工品		ハム，ソーセージ，ベーコン，コンビーフ，揚げた肉類
	卵類	鶏卵，うずら卵	
	大豆製品	豆腐，高野豆腐，湯葉，納豆，きな粉	大豆，あぶらあげ，生揚げ，がんもどき，おから
	乳製品	牛乳，スキムミルク，ローファット牛乳，脱脂ヨーグルト，カテッジチーズ，プロセスチーズ，アイスクリーム	
脂質	油脂類	バター，マーガリン，マヨネーズ，植物油	ラード，ヘット
	種実類	ペースト状のごま，くるみ	ごま，くるみ，ピーナッツ，アーモンド
	多脂性食品	生クリーム，アボガド	ポテトチップ
ビタミン・ミネラル	野菜類	サラダ菜，皮，種を取り除いたトマト	生野菜，貝割れ菜，大根おろし
		軟らかく煮た野菜	固い野菜：筍，ごぼう
		ほうれんそう，大根，にんじん，かぶ，白菜，キャベツ，ブロッコリー，カリフラワー，青菜の葉先	香りの強い野菜：せり，春菊，生姜，ニンニク
		野菜のうらごし	漬物類
	きのこ類		きのこ類
	海藻・その他	昆布の出し汁	海藻類，こんにゃく
その他	調味料	砂糖，しょうゆ，はちみつ，トマトピューレ(使い過ぎに注意)	ケチャップ，ウスターソース，酢，胡椒，カレー粉，わさび，肉エキス
	嗜好品	麦茶，番茶，ほうじ茶，ウーロン茶，薄い紅茶，緑茶，酸味の少ないジュース	アルコール飲料，濃い緑茶，紅茶，コーヒー，炭酸飲料(コーラ，サイダー)
	菓子類	プディング，ビスケット，アイスクリーム，ウェハース，ババロア	ようかん等甘みの強いもの

ある．病状が安定している場合は以下の通りとなる．

(1) 適正エネルギー・適正タンパク・高ビタミン

潰瘍の修復をはかるためにはエネルギー，タンパク質，ビタミンの適正な補給が必要であり，バランスのとれた食事を摂取する．

(2) 胃・十二指腸に負担をかけない食事

胃液の分泌を刺激しない，胃の運動を亢進させない，胃内貯留時間が短い食品を選ぶことが必要である．したがって，胃・十二指腸に負担をかける次のような食品は控える．

① 機械的に胃を刺激 … 過食，繊維の多い食品，固い食品
② 化学的に胃を刺激 … 香辛料，酸味・甘味の強い食品，アルコール飲料
③ 温熱的に胃を刺激 … 熱い飲食物，冷たい飲食物
④ 量的に胃を刺激 (拡張) … 過食，炭酸飲料

表11-26には潰瘍に適した食品と控える方が良い食品を示した．表11-27には栄養のバランスも考えて1日にどのような食品をとったらよいかの

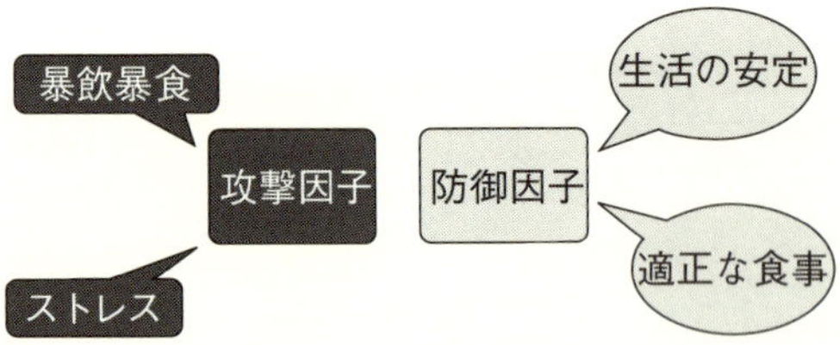

図11-3 潰瘍の原因

表11-27 易消化食：一日の食品構成例

エネルギー 1800 kcal，タンパク質 80 g，脂肪 50 g，糖質 260 g

栄養素	食品群	食品例	分量 (g)
糖 質	穀類	食パン	90
		ごはん	440
	芋類	じゃがいも	80
	果物	バナナ	100
タンパク質・ミネラル	肉類	鶏肉皮なし	60
	魚類	かれい	80
	卵類	鶏卵	50
	豆腐類	木綿豆腐	100
	乳類	牛乳	400
脂 質	油脂類	植物油	20
ビタミン・ミネラル	緑黄色野菜	にんじん	100
	淡色野菜	キャベツ	200
	海藻類		少々
	調味料	味噌	12
		砂糖	10
		ジャム	15

表11-28 おかゆのエネルギー量

種 類	水加減	できあがり重量 (倍率)	100 g中米相当量 (g)	エネルギー (kcal / 100 g)
精白米ご飯	米の1.2倍*	2.2〜2.3倍	47	168
全がゆ (20％がゆ)	5倍	5倍	20	71
七分がゆ (15％がゆ)	7倍	7倍	15	53
五分がゆ (10％がゆ)	10倍	10倍	10	36
三分がゆ (5％がゆ)	20倍	20倍	5	18

*重量比では1.5倍　　　　　　　　　　　五訂日本食品標準成分表

例を示した．

11.6.2 膵臓病

膵臓病はかつては診断がつきにくく，慢性膵炎はその代表とされていた．しかし，最近では簡単な膵機能検査の開発や内視鏡，超音波，CT検査など診断技術の進歩により，膵臓病の早期発見，正確な診断が可能になり，その結果として慢性膵炎は増加しつつある病気の一つとして注目されている．

膵臓にはデンプン，タンパク質，脂肪の分解酵素など外分泌機能をつかさどる腺房細胞と内分泌機能を受け持つランゲルハンス島があるが，急性膵炎は腺房細胞が傷害を受け，膵臓内でトリプシノーゲン（非活性型）がトリプシンに活性化されて自己消化をおこし，炎症をおこしたものである．膵臓細胞の壊死，脱落，繊維化が進み，それが慢性化すると慢性膵炎となる．膵臓は萎縮，硬化し，膵液の分泌が障害されると共に，内分泌系の機能も低下して，インスリンの分泌低下のために二次性の糖尿病も出現する．

慢性膵炎の原因はアルコールによるものが最も多く (57 %)，原因のはっきりしない突発性 (27 %)，胆石によるもの (8 %) などである．

食事療法の原則

膵炎の食事療法の原則は膵臓の炎症の状況と程度によって，直接または間接的に膵臓に刺激を与える飲食物の摂取を避け，安定してくれば食物摂取は残された膵臓機能の範囲内にとどめることにある．したがって，重症の急性膵炎の場合は絶食とし，栄養補給は輸液によって行う．急性期症状がおさまったら，糖質を主とした流動食（重湯，おかゆ）からはじめ，少しずつタンパク質を加えていくが，脂肪は低く抑える．

(1) アルコールは厳禁
(2) 脂肪を制限 (1 日 30 g 以下)
(3) タンパク質の摂り方に注意 (1 日 70 g 程度)

できるだけ脂肪の少ないタンパク食品を選び，必要量 (70 g 程度) は摂取する．

(4) 脂肪制限分のエネルギーは糖質で摂取

糖質は膵臓に負担をかけない栄養素であるので，脂肪制限分のエネルギーは糖質で補う．ただし，慢性膵炎が進展した非代償期には二次性の糖尿病を合併していることが多いので，必要最小限の摂取エネルギーにとどめる．

(5) 消化管に刺激のある食品は制限する．

機械的刺激（繊維の多い食品，硬い食品，炭酸飲料），化学的刺激（香辛料，アルコール，酸味・甘味の強い食品，カフェイン），温度刺激（熱い食

品，冷たい食品) のある食品は控える．
(6) バランスのとれた食事
一例を表11-29に示した．

表11-29　慢性膵炎 (低脂肪) 食：一日の食品構成例
エネルギー 1650 kcal，タンパク質 70 g，脂質 25 g 以下

栄養素	食品群	食品例	分量 (g)
糖質	穀類	食パン	90
		ごはん	400
	芋類	じゃがいも	80
	菓子類	砂糖	30
		まんじゅう	50
	果物	バナナ	100
タンパク質・ミネラル	魚類	かれい	80
	肉類	鶏肉むね (皮なし)	60
	貝類	ほっき貝	20
	卵類	鶏卵	25
	大豆類	木綿豆腐	50
	乳類	スキムミルク	20
脂質	油脂類	植物油	5
ビタミン・ミネラル	緑黄色野菜	にんじん	100
	淡色野菜	キャベツ	200
	海藻類	わかめなど	少々
	きのこ類	なめこなど	少々
	調味料	味噌	12
		塩	少々
		しょうゆ	少々

11.7　エネルギー・タンパク質・鉄調整食
― 貧血の食事療法 ―

11.7.1　貧血

全身の細胞に酸素を供給している血液中の赤血球は約120日で脾臓で破壊され，骨髄で再生産されている．貧血は何らかの理由で赤血球の破壊や損失の方が生産を上回った状態であり，血液検査では赤血球数，ヘモグロビン濃度，ヘマトクリット値の低下として認められる．ヘモグロビン濃度でみた貧血の基準 (WHO) では成人男子は 13 mg / dL 以下，成人女子と中学生では 12 mg / dL 以下，妊婦と小学生以下の子どもでは 11 mg / dL 以下である．

貧血の原因は赤血球を作るのに必要な栄養成分のタンパク質，鉄，銅，ビタミン B_{12}，ビタミン B_6，葉酸，ビタミンCなどの摂取不足や吸収阻害により生産のための材料不足でおきるものが最も多く，栄養性貧血という．

ヘモグロビン：鉄を含むヘム色素とグロビンタンパクから成るサブユニットの4量体で4原子の鉄を含む．1原子の鉄は1分子の酸素と結合できる．

ヘマトクリット：血液中に占める赤血球の容積の割合

その他，骨髄での造血機能に障害があるもの（骨髄障害性），腎臓での造血因子エリスロポエチンの減少によるもの（腎不全性）でも赤血球の生産が低下する．一方，損失の方が多くなる原因として外傷や消化管，子宮などからの出血が多い場合と産生された赤血球が溶血してしまう場合（鎌状赤血球症，自己免疫疾患）がある．

したがって貧血とわかった場合にはその原因を明確にする必要がある．

栄養性貧血の原因

赤血球生産に必要な栄養素のうち，特にタンパク質，鉄，ビタミンB_{12}，葉酸が重要である．タンパク質はヘモグロビンや赤血球細胞の主要成分として必要であり，鉄はヘモグロビンに必須であり，ビタミンB_{12}，葉酸は核酸やタンパク合成に関与するので，赤血球の成熟過程において正常な核の形成に必要であるためである（図11-4）．

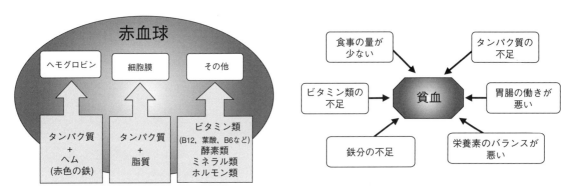

図11-4　赤血球の構成成分　　　　　図11-5　貧血の原因

栄養素が不足する原因

1) 極端な偏食，ダイエットや胃切除による食物の絶対量不足，あるいは栄養素の摂取不足
2) 鉄，ビタミンB_{12}の吸収阻害
3) 成長，妊娠，出産，授乳による鉄の需要の増大
4) 胃・十二指腸潰瘍などの消化管からの出血や月経過多，子宮筋腫など婦人科的な慢性出血による鉄の損失

食事中に含まれる10〜12 mgの鉄はFe^{2+}の形で十二指腸を中心とした上部腸管から約10％にあたる1.0〜1.2 mgが吸収される．一方，腸粘膜，皮膚や毛髪などの脱落で毎日1 mg程度の鉄が汗や尿，便を通して排泄されている．このように通常，鉄の吸収と排泄はバランスがとれている．吸収された鉄は肝臓，脾臓，腸粘膜で貯蔵される他，トランスフェリンと結合して骨髄に運ばれ，赤血球の生成に利用されるが，赤血球の生成に関しても，破壊された赤血球中の鉄20 mg/日がほぼ再利用されるので，通常，

新たな鉄の需要はそう多くない．しかし，赤血球の損失が多くなったり，慢性的に鉄の摂取不足が続くと貯蔵鉄が不足し貧血がおきることになる．月経のある女性の1/3は程度の差はあっても鉄欠乏状態にあるといわれている．

貧血の症状と代償作用

貧血は酸素を運搬するヘモグロビンの不足状態であるので，体内のあらゆる部位に酸素欠乏の症状を表す（図11-6）．酸素不足で息切れがおきると，その代償作用として，心臓は鼓動を速めて酸欠状態を解消しようとして動悸が起こる．貧血が長期に及ぶと舌の表面に異常がおきる皮膚粘膜症状や壁土を好んで食べる異味症（異嗜症），爪がスプーン状に反り返る"スプーン状爪"が見られたり，口角炎もおきやすくなる．

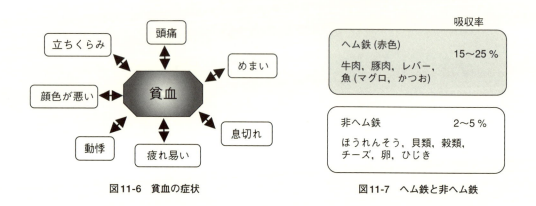

図11-6　貧血の症状　　　　　図11-7　ヘム鉄と非ヘム鉄

食事療法の原則

1) 偏食を避け，エネルギー，タンパク質，鉄を十分含み，バランスのとれた食事を摂取する．
2) 鉄含量の多い食品を摂取する．

鉄が多い食品は表11-30に示した．食品中の鉄は吸収の良いヘム鉄と吸収率の低い非ヘム鉄がある．ヘム鉄は牛肉，レバー，まぐろなど赤身の肉類に含まれ，非ヘム鉄は穀類，海藻，野菜など植物性食品やチーズ，鶏卵に含まれる．

3) 鉄の吸収を促進するビタミンCの摂取を多くする．

ビタミンCが多い食品については第2章ビタミンの項を参照．

4) ヘモグロビン合成に関与するビタミンB_6を多く摂取する．
5) 鉄の吸収を阻害する食品を控える．

コーヒー，紅茶，日本茶，ウーロン茶などに含まれるタンニンは鉄と結合して水に溶けず，吸収の悪いタンニン鉄になる．ハムやソーセージなどの加工食品，清涼飲料水に含まれるリン酸，玄米に含まれるフィチン酸，卵黄のホスビチンも鉄の吸収を阻害する．

ビタミンB_6を多く含む食品：肉類，魚類，いも類，ブロッコリー，カリフラワー，ほうれんそう，大豆，バナナ，菜の花

ハム，ソーセージ，かまぼこなどの加工食品には食品添加物として重合リン酸塩が使用されている．

表11-30 食品中の鉄含有量

食品名	常用量 (g)	鉄含有量 (mg) /常用量	鉄含有量 (mg) /100 g
ゆでそば	1玉 (240)	1.9	0.8
スパゲッティ	1/3袋 (100)	1.5	1.5
ごま	大さじ1杯 (10)	1.0	9.9
凍り豆腐	1枚 (16)	1.5	9.4
大豆 (乾燥)	大さじ2杯 (20)	1.9	9.4
糸引納豆	小1パック (50)	1.7	3.3
きな粉	大さじ1杯 (5)	0.5	9.2
そらまめ (乾)	5～6個 (40)	1.1	2.7
いんげんまめ (乾)	12～13個 (20)	1.2	6.0
あさり	佃煮1人前 (20)	1.4	7.0
しじみ	みそ汁1杯 (10)	1.0	10.0
ほっき貝	刺身1人分 (30)	3.9	13.0
わかさぎ	7～8尾 (60)	3.0	5.0
いわし	中1尾 (40)	0.7	1.7
さんま	中1尾 (80)	1.0	1.3
かつお	中1切れ (80)	1.5	1.9
まぐろ赤身	刺身1人前 (60)	1.2	2.0
すずき	中1切れ (80)	2.4	3.0
かき	中3個 (45)	1.6	3.6
はまぐり	吸い物1杯 (10)	0.5	5.1
赤貝	刺身1人前 (30)	1.5	5.0
はも	中1切れ (60)	1.2	2.0
うに	大さじ1杯 (20)	0.4	2.0
くらげ	酢の物1人前 (30)	1.5	5.0
どじょう	2～3尾 (50)	2.3	4.5
鶏卵	中1個 (50)	0.9	1.8
豚レバー	炒め物1人前 (40)	5.2	13.0
鶏レバー	炒め物1人前 (40)	3.6	9.0
牛レバー	炒め物1人前 (40)	1.6	4.0
切干大根	炒め煮1人前 (8)	0.8	9.5
かぶの葉	煮物1人前 (60)	1.1	1.9
小松菜	浸し1人前 (70)	2.1	3.0
春菊	和え物1人前 (60)	1.1	1.9
大根葉	煮物1人前 (60)	1.5	2.5
ふだんそう	浸し1人前 (60)	3.0	4.1
ほうれんそう	浸し1人前 (80)	3.0	3.7
ひじき	煮物1人前 (8)	4.4	55.0
もずく	酢の物1人前 (60)	2.4	4.0

五訂日本食品成分表より

6) 食物繊維の過剰摂取に注意する．

1日20g程度では鉄の吸収阻害はみられないが，食物繊維の過剰摂取は鉄の吸収を阻害する．

7) 鉄製の調理器具を使用する．

調理中に鉄鍋から食品へ鉄が移行する（表11-31）ので，鉄鍋の使用は鉄の補給に有効である．

8) 胃液の分泌を促進する香辛料を使用する．

表11-32にエネルギー・タンパク・鉄調整食の食品例を示した．

表11-31 鉄製フライパンより料理への鉄の移動

食物	調理時間(分)	mg / 100 g	
		ガラス製	鉄製
スパゲッティソース	180	3.0	87.5
肉汁	20	0.4	5.9
フライドポテト	30	0.5	3.8
焼き飯	45	1.4	5.2
焼肉（牛）	45	1.5	5.2
バター・りんご	120	0.5	52.5
炒り卵	3	1.7	4.1

臨床栄養学より

表11-32 エネルギー・タンパク質・鉄調整食：一日の食品構成例
エネルギー 1900 kcal，タンパク質 90 g，鉄 15 mg

栄養素	食品群	食品例	分量(g)	目安量	代替食品
糖質	穀類	食パン	90	6枚切り1.5枚	ロールパン等
		ごはん	440	小さい茶碗4杯	ゆでうどん，ゆでそば，干しそうめん，生中華麺等
	芋類	じゃがいも	50	小1/2個	さつまいも，里芋，山芋
	菓子類	まんじゅう	50	中1個	
	果物	オレンジ	100	大1/2個	みかん等
タンパク質・ミネラル	肉類	豚肉もも	80	薄切り3～4枚	牛肉，鶏肉等
	魚類	あじ	70	中1切れ	かれい，鮭，太刀魚，鯖等
	貝類	ほっき貝	20		
	卵類	鶏卵	50	中1個	うずら卵
	豆腐類	木綿豆腐	100	1/4丁	生揚げ，大豆，高野豆腐等
	乳類	牛乳	200	グラス1杯	ヨーグルト，スキムミルク等
脂質	油脂類	植物油	20	大さじ2杯	マーガリン，マヨネーズ，ごま等
ビタミン・ミネラル	緑黄色野菜	にんじん	100	手のひら1杯	ほうれんそう，トマト，ピーマン等
	淡色野菜	キャベツ	200	手のひら2杯	白菜，大根，もやし，レタス等
	きのこ類	生しいたけ	2	中1枚	えのき，しめじ
	海藻類	わかめ	2	少々	ひじき，海苔
塩分	調味料	味噌	12	小さじ2杯	
		砂糖	6	小さじ2杯	
		ジャム	15	大さじ1杯	

第12章
特殊栄養法

　何らかの原因で通常の経口摂取ができない場合や経口摂取のみでは栄養維持が困難な場合に特殊栄養法がある．特殊栄養法としては，消化管を利用する経腸栄養法と静脈への点滴による経静脈栄養法に大別される．両者を比べた場合，消化管の手術後などは後者による以外はないが，前者の方が消化管機能（腸管免疫，腸内細菌叢など）が活用でき，重篤な副作用リスクも小さく，低コスト化等が期待できるとして近年は重視されてきている．もちろん，患者の状態によっては食べる楽しみと嚥下運動が加わり，患者の回復促進とQOLの向上の観点から，経口栄養に移行するのがベストであることはいうまでもない．

12.1　経腸栄養法 enteral feeding

　経腸栄養法は経鼻的に挿入したチューブや胃瘻・空腸瘻などを介して，消化管内に栄養成分を注入する方法であり，生理的な栄養法である．消化管機能が維持されている場合には，「腸が使えるなら，腸を使え」(JSPEN

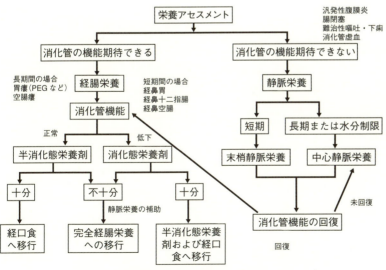

図12-1　栄養療法の選択（ASPENガイドラインより）

ガイドライン：図12-1)の原則に従って，経腸栄養法を選択する．

12.1.1 経腸栄養チューブ（図12-2）

経鼻栄養チューブ(乳幼児用：3-8Fr，40cm，成人用：5-16Fr，90-150cm)は，成分栄養剤を注入する場合は5Fr以上の太さが必要で，半消化態栄養剤では8Fr以上の太さが必要とされている．ポリ塩化ビニール，シリコン，ポリウレタン，ポリブタジェン，ポリオレフィンなどの材質のチューブがあり，鼻腔・咽頭・喉頭の刺激性や通過性・耐久性・経済性などを考慮して選択する．柔軟性を保持するためにポリ塩化ビニールに添加されている可塑剤(di-ethylhexyl phthalate)は，脂肪含有栄養剤投与により溶出する可能性があり，精巣毒性があるので新生児・乳幼児・妊婦・授乳婦への使用は避ける．経静脈ラインとの誤接続は致命的な事故になるので「誤接続防止チューブ」を使用すべきである．経静脈栄養器材との識別を目的として，経腸栄養器材に統一したカラーリングを使用しているものもある．

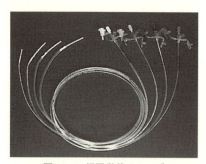

図12-2 経腸栄養チューブ

12.1.2 経鼻チューブの挿入と留置

経鼻栄養チューブの先端は，患者の病態や使用する経腸栄養剤の種類により，胃または空腸上部に留置する．成分栄養剤を用いる場合は空腸に留置し，半消化態栄養剤の場合は胃に留置することが多い．胃内に先端が留置されている状態で栄養剤の投与を行うと食道へ逆流して嘔吐がおこりやすい．高齢者や意識障害のある患者では肺合併症のリスクが高まるので，チューブ先端の位置をX線透視で確認し，注入時にはチューブが抜けてきていないことを確認する．

チューブの挿入には，ブラインド法，X線透視を用いた留置法，内視鏡を用いた留置法(十二指腸や空腸に留置)があり，挿入時には鼻腔・咽頭粘膜損傷，誤挿入に注意する．留置後は鼻腔咽頭刺激による不快感，咽頭炎，中耳炎，耳管閉塞，副鼻腔炎，鼻翼部圧迫壊死・潰瘍，逆流性食道炎・胃潰瘍，嚥下性肺炎などに注意する．濃厚な栄養剤，食物繊維含有栄

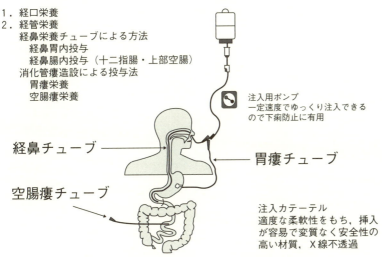

1. 経口栄養
2. 経管栄養
   経鼻栄養チューブによる方法
     経鼻胃内投与
     経鼻腸内投与（十二指腸・上部空腸）
   消化管瘻造設による投与法
     胃瘻栄養
     空腸瘻栄養

経鼻チューブ
空腸瘻チューブ
胃瘻チューブ

注入用ポンプ
一定速度でゆっくり注入できるので下痢防止に有用

注入カテーテル
適度な柔軟性をもち，挿入が容易で変質なく安全性の高い材質，X線不透過

図12-3 消化管のアクセスによる経腸栄養法の分類

養剤，内服薬剤の注入はチューブの閉塞の原因となるので，チューブのフラッシュを十分に行う．症例に応じて，チューブの先端を幽門前庭部か上部空腸に留置する(図12-3)．

12.1.3 胃瘻・腸瘻造設

胃瘻・腸瘻造設後に経腸栄養療法を開始することもある．胃瘻の場合は，内視鏡的経皮胃瘻造設術(Percutaneous Endoscopic Gastrostomy;PEG)によりチューブ(図12-4)を留置することが可能である．腸瘻には，Treitz靱帯から20-30cmの空腸上部にフィーディングチューブを手術的に留置する方法と胃瘻から内視鏡下に留置する方法とがある．胃瘻は，経口摂取ができない状態，経口摂取はできるが不十分な場合，末期癌によるイレウス(腸閉塞)に対する減圧，胆汁外瘻・膵液外瘻に対しての返還ルートなどの特殊な場合に応用されるが，胃切除後や多量の腹水貯留，出血傾向がある場合には適応とならない．また，十分なインフォームドコンセントを行っても本人や家族の理解や同意が得られない場合には適応しない(表12-1)．腸瘻

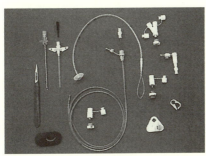

図12-4 胃瘻チューブ造設(PEG)用キット

表 12-1　PEG の適応と禁忌

適応	必要な栄養を自発的に経口摂取することができないが，消化管機能を用いることができ，4週間以上継続使用できる患者 1. 脳血管障害，神経筋疾患などによる嚥下障害 2. 意識障害，痴呆などにより経口摂取ができない場合 3. 長期間，経鼻胃管又は経腸栄養チューブ留置を必要とする場合 4. 誤嚥性肺炎を繰り返す患者 5. 減圧目的 (幽門狭窄，上部小腸狭窄)
禁忌	1. 内視鏡検査の禁忌および挿入が不可能な場合 2. 大量の腹水，極度の肥満，肝腫大，イレウス，横隔膜ヘルニア 3. 妊娠，門脈圧亢進，腹膜透析，癌性腹膜炎 4. 高度の出血傾向 5. 全身状態不良で予後不良と考えられる患者 6. 上腹部手術，腹膜炎の既往のある患者 7. 非協力的な患者と家族

は食道全摘術・膵頭十二指腸切除術後，急性膵炎時に応用される．

　カテーテルによる瘻孔への圧迫虚血の回避や自己抜去時の瘻孔確保，カテーテル交換時の瘻孔損傷の回避など瘻孔の管理に努める必要がある．

12.1.4　経腸栄養剤の特徴と適応

　経腸栄養剤は，①消化吸収が容易，②浸透圧が高すぎない，③酸度・濃度が適度，④栄養価が高い，⑤調整・投与しやすい，⑥細径チューブでも投与できる，条件を満たす必要がある．

　三分粥・五分粥をミキサーにかけて，半流動状態にしたものがミキサー食であり，スプーンやストローで摂取でき，食欲や消化吸収異常はないが，歯や口腔内の異常により咀嚼が困難な場合に用いられる．

　濃厚流動食 (食品扱いの経腸栄養剤) は天然濃厚流動食と半消化態栄養剤の一部に分類される．天然濃厚流動食は，自然の食品だけを素材にして調整したものであり，通常の食事として十分な栄養補給が困難な場合に用いられる．浸透圧が高くないので下痢の発生は少ないが，粘稠度が高いので細いチューブでは注入できない．人工濃厚流動食は自然食品を人工的に処理し，ある程度は消化された状態になっているが消化酵素を必要とする栄養剤である．経口摂取障害や嚥下障害のときに投与される (表 12-2)．

　半消化態栄養剤は，天然食品を人工的に処理した高エネルギー・高蛋白の栄養剤であり，窒素源に大豆蛋白や乳蛋白が用いられ，アミノ酸が添加されている場合もある．下痢を防止するために食物繊維を添加したものもあり，食品と医薬品の2種類がある．経口摂取障害や嚥下障害に加えて，術前術後の栄養管理，熱傷時，神経性食指不振症，意識障害，中枢神経疾患，癌化学療法時，放射線療法時，口腔・咽頭・食道の狭窄性または機能障害の場合に用いられる．

　消化態栄養剤は，窒素源がアミノ酸やジペプチド，トリペプチドからな

表12-2 濃厚流動食

	分類	主な適応	濃厚流動食・製品例 (聖隷三方原病院)
1	標準組成(1kcal/mL) P：F：C = 15〜20：25〜30：50〜60 n-6/n-3[*2] ≒ 4，食物繊維含有，微量栄養素強化(第6次改定日本人の栄養所要量に準拠) ☆蛋白質含有量が違うタイプを2〜3種類常備 (例：4g/mL と 5g/mL)	特別な配慮が不必要な場合	メイバランスジクス，ライフロン6
2	1kcal/mL 以上のエネルギー密度の高いタイプ1.5, 2.0kcal/mL	水分制限，補食*，投与時間短縮	テルミールミニα，2.0α，リーナレンPro3.5
3	食物繊維が含まれないタイプ	腸管安静	テルミールミニα
4	糖質エネルギー比率の低いタイプ	糖代謝異常	グルセルナ
5	脂肪エネルギー比率の高いタイプ	2型呼吸不全	ライフロンQL，プルモケア
6	蛋白質エネルギー比率が低く かつ，①糖質エネルギー比率の高いタイプ 　　　②脂質エネルギー比率の高いタイプ	腎機能障害，電解質異常(高値)かつ ①胆道系酵素↑合併など ②糖代謝異常合併など	①リーナレンpro1.0 ②レナウェル3
7	免疫増強栄養素強化タイプ(immunonutrition)	術前・術後，外傷例米国のコンセンサスに準拠	インパクト，イムン
8	サプリメント(微量栄養素補助)	褥瘡，抗酸化，亜鉛，銅比率↑	ブイクレスα，ピュアココア
9	粉末プロテイン(アミノ酸スコア100) ☆他組成を変えずに蛋白質のみ(90％以上)増量	N-バランス修正，蛋白質添加	エンジョイプロテイン
10	食物繊維	食物繊維添加，排便コントロール	ラクトキャロット

※食事ができる患者の不足分の栄養補給
- 予定どおりの摂取を望むためには味が重要であり，選択時には味が最優先される．さらに，アイスクリーム，ゼリーに加工したり，調理などに利用することで，摂取量はより良好となる．しかしこの場合，調理の過程による，ビタミン類などの分解は免れない．
- 肝不全(肝性脳症)時には，アミノ酸組成が配慮された医薬品扱いのアミノレバン®EN(消化態) orヘパン®ED(成分栄養)を選択．
- ワルファリン内服時には，総投与量中のビタミンK量を確認し，80μg前後の一定量となるよう調整(国際標準値(INR) 2.0〜3.0をモニタリング)

出典：東口髙志編『NST完全ガイド・改訂版 経腸栄養・静脈栄養の基礎と実践』(照林社，2009，p163「表3：常備したい濃厚流動食(半消化態)と関連製品の主な分類」より)

り，糖質は主にデキストリンが用いられている．脂肪分が少ないので，必須脂肪酸の補給には脂肪乳剤の輸注が併用される．半消化態栄養剤は病態に応じて開発されている(表12-3)．消化吸収不良，短腸症候群，消化管瘻，放射線性腸炎，蛋白アレルギー，肝不全，小児化領域の栄養管理に用いられ，病状が安定している場合にはクローン病の栄養療法にも用いられる．

消化態栄養剤は，窒素源がアミノ酸，ジペプチド・トリペプチドで，糖質はデキストリンや二糖類からなる栄養剤である．窒素源が合成アミノ酸のもののみを「成分栄養剤elemental diet」と定義している．抗原性が低く，脂肪含量も極めて少ないので，腸管の安静に有用であり，クローン病の寛解導入*および寛解維持に有用である．長期投与にあたっては必須脂肪酸の欠乏の可能性を念頭におき，脂肪乳剤の併用を考慮する．

※病状が進まない安定した状態になるように治療すること．またその状態に保つこと．

表 12-3 半消化態栄養剤の種類

①低栄養・褥瘡：亜鉛・食物繊維
②心疾患：水分制限，1.5kcal/ml で投与
③肝疾患：高 BCAA
④腎疾患：低蛋白
⑤糖尿病・呼吸器疾患：高脂肪・低糖質
⑥膵疾患：低脂肪
⑦侵襲の大きい手術前：免疫増強物質含有の immunonutrition

12.1.5 経腸栄養の合併症とその管理

　経腸栄養は中心静脈栄養で管理した場合と比べて，コストは1/2から1/3で済み，重篤な合併症を起こす危険性が低い．栄養ルートによる合併症，消化器合併症，代謝障害，感染症が経腸栄養に伴う合併症である．

　下痢，腹部膨満，腹痛，悪心・嘔吐などの消化器症状の頻度が高い．これらは，経腸栄養剤の注入速度を遅くしたり，溶解濃度を低くしたりすることにより予防することが可能であるが，栄養剤の温度が低すぎても下痢の原因となる．栄養剤を調整してから期間が経つと，雑菌が繁殖し下痢や発熱を惹起する．注入ポンプの使用で注入速度を一定に保つことにより下痢を予防できる．経腸栄養剤投与にあたっては，決められた投与スケジュールに従って投与し，急速投与は行わない．栄養剤の調整や保存には容器を清潔に保ち，調整した栄養剤は室温では12時間以内には使い切ってしまうことに努める．食物線維を栄養剤に付加したり，難消化性でんぷんを含む米飯の摂取を併用したりすると，下痢症状の軽減・改善に役立つ．

　栄養剤を十二指腸や空腸に直接投与する場合，ヒスタミン H2 受容体拮抗薬や制酸薬が投与されていたり，抗癌剤や免疫抑制剤や抗生物質の投与受けたり，放射線の照射中であったり，栄養状態が不良であったり，ICUやCCUの重症例や多発外傷や大手術後の場合，患者はとくに細菌汚染の危険性が高いので注意する (表12-4)．

表 12-4 経腸栄養の合併症

●栄養ルートによる合併症	●代謝障害
(1)誤挿入	(1)高血糖
(2)消化管穿孔	(2)低血糖
(3)鼻咽頭の不快感	(3)高浸透圧性非ケトン性昏睡
(4)皮膚・粘膜のびらん・潰瘍出血	(4)高窒素血症
(5)逆流性食道炎	(5)高アンモニア血症
(6)誤嚥性肺炎	(6)必須脂肪酸欠乏症
(7)チューブの閉塞	(7)ビタミン・微量元素欠乏症
(8)チューブ自然抜去および位置の異常	(8)肝機能異常
●消化器合併症	●感染症
(1)下痢	
(2)悪心・嘔吐・腹部膨満	
(3)便秘	

12.1.6 経腸栄養時のモニタリング

①チューブの逸脱・抜去に，PEGの場合はバンパーの陥没に注意する．
②経鼻チューブによる鼻周囲のびらんや鼻中隔の損傷に，PEGの場合は，胃瘻周辺のびらんや発赤の発生に常時注意する．
③栄養剤の食道への逆流は嘔吐や逆流性食道炎を惹起し，肺合併症を発症させるので，患者の状態や体位に応じた投与量や投与速度で行う．
④経腸栄養開始前と開始後には，血清アルブミン，rapid turnover protein（トランスサイレチン，レチノール結合蛋白），貧血などの栄養指標をモニターし，脂肪肝や必須脂肪酸欠乏，微量元素欠乏などにも注意する．

12.1.7 在宅経腸栄養

在宅経腸栄養を継続する場合は，①疾患が増悪しない，②患者のQOLが低下しない，③適切な栄養アセスメントと補正を行うシステムが整っている，④本人および家族が在宅経腸栄養管理を希望している，⑤緊急事態発生時に迅速対応が可能なサポートシステムが整っている，などが必要条件である．嚥下障害，大手術後・感染・熱傷，食欲低下が持続する場合や口腔・咽頭・喉頭・食道疾患などで通過障害がある場合，中枢神経障害で長期の栄養管理が必要な場合は，消化管瘻や短腸症候群，慢性膵炎，慢性肝障害，炎症性腸疾患(クローン病，潰瘍性大腸炎)，放射線性腸炎などの疾患が適応となる(表12-5)．

アミノ酸またはジペプチド，トリペプチドを主たる窒素源とし，未消化態の蛋白を含まない栄養素の成分が明らかな成分栄養剤や消化態栄養剤を用い，経管的に投与しながら在宅で栄養療法を行う場合，在宅成分栄養経管栄養法として保険点数がきめられている．栄養状態が不良であるため，在宅成分栄養経管栄養法以外に栄養状態の改善・維持が困難であると医師がみとめた場合，実施することができる(表12-6)．

表12-5 在宅経腸栄養の適応疾患

(1)消化器疾患	(2)神経疾患など
吸収不良症候群	長期にわたる食欲不振症
炎症性腸疾患	中枢神経性疾患
クローン病	意識障害，脳血管障害
潰瘍性大腸炎	パーキンソン病
瘻孔(腸管腸管，腸管皮膚)	ギリアン・バレ症候群
悪性腫瘍	重症鬱病
食道癌	成長障害
膵癌	
消化管腫瘍による腸閉塞	
その他の消化管癌	
膵囊胞性線維症	
肝不全	
先天性消化管異常	
放射線性腸炎	

第12章 特殊栄養法

表12-6 在宅成分栄養経管栄養法の適用

腸管大量切除（残存小腸75cm） 　　上腸間膜動脈血栓（塞栓）症 　　腸軸捻転 　　先天性小腸閉鎖症 　　壊死性腸炎 　　広範腸管無神経節症
腸管機能不全 　　クローン病 　　非特異性多発性小腸潰瘍 　　慢性特発性小腸仮性閉塞症 　　放射線性腸炎 　　潰瘍性大腸炎 　　腸型ベーチェット 　　腸管リンパ管拡張症 　　単純性潰瘍
Ⅰ型糖原病（小児） 消化吸収不良症候群

12.2　中心静脈栄養法

　中心静脈から栄養輸液剤を注入する方法で高カロリー輸液法ともいわれる．静脈栄養法には末梢静脈栄養法 (PPN) と中心静脈栄養法 (TPN) があるが，PPNのみで栄養を維持し，生命を維持できるだけの栄養素を投与することは困難である．一方，TPNは血流の多い中心静脈までカテーテルを挿入することにより，高張輸液剤の十分な投与を可能としたもので，経口摂取を一切行わなくても栄養改善・維持，生命維持が可能な輸液法である．

12.2.1　使用器材

　(1)　カテーテル：材質としては抗血栓性に優れたシリコン製，ポリウレタン製のものがよく用いられる．シングルルーメンが一般的であるが悪性腫瘍で，強力な化学療法を施行する場合はダブルルーメンを，骨髄移植例ではトリプルルーメンのものを使用することがある．長期施行例では事故抜去を少なくするダクロンカフの付いたBroviacタイプカテーテル（図12-5）や quality of life の向上のために完全皮下埋め込み式カテーテル (SIP)（図12-6）が用いられる．SIPの長所として，カテーテルが体外に出ていないため，皮膚刺入部がなく，そこからの感染の心配がなく，また輸液をしていない間は完全にフリーであり，入浴や水泳も可能となる．一方，輸液を施行するときは先端が特殊なHuber針（図12-7）をリザーバーに穿刺しなければならず，穿刺時疼痛と針刺入部の皮膚損傷や針がリザーバーから抜けて液が皮下に注入される可能性がある．その他，カテーテル先端が弁状になっており，ヘパリンロック（詳細は後述）が不要とされるグローショ

図12-5 ブロビアックタイプカテーテル
＊ダクロンカフ拡大図

ダクロンカフが付いており，これを皮下トンネルに通すことによって，2，3週間すれば周囲組織と癒着し，カテーテル固定糸を抜糸することができ，また事故抜去も少なくなる．長期施行用に有用である．

12.2 中心静脈栄養法

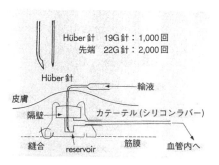

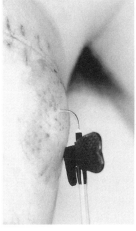

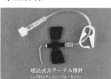
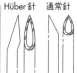

図12-7 Hüber針

皮下埋込み式カテーテルで輸液をするときに用いる．通常の針は針穴が穿刺方向に開存しているため，埋込み部のセプタム部を削り取り（コアリング）やすいが，Hüber針では針穴が穿刺方向に開存しないように工夫し，損傷を少なくしている．

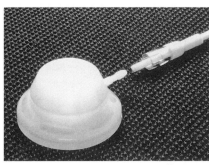

図12-6 皮下埋込み式カテーテル

カテーテル皮膚刺入部がなくなり，そこからの感染や外見を気にしなくてすみ，入浴や海水浴も自由にできる．QOLの向上に有用である．

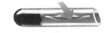

図12-8 グローションカテーテル

カテーテル側面にスリットを加え，弁機能をもたせたものである．輸液をしていないなどの圧を加えないときにはスリットは閉鎖状態にあり，圧を加えればスリットが開き輸液が可能となり，また強く陰圧をかければ血液が逆流し採血も可能である．ヘパリンロックが不要とされている．

a) システム全体像　　b) 内部構造

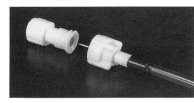
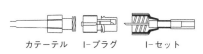

図12-9 インジェクション・システム（I-システム）

カテーテルのロック栓（I-プラグ）としては穿刺が可能なゴム付きプラグを装着し（b中央），ルートとしてはルアーロックでプラグとの固定を可能にした針付きのもの（I-セット：b右）を使用している．これによりルートの接続がワンタッチででき，汚染の機会が減少する．I-プラグはトラブルのない限り70回くらいの穿刺まで交換しない．

185

ンタイプのカテーテルも開発されているが弁機能が十分保たれるかどうかが問題である (図 12-8)．

留置法として直接穿刺法と静脈切開法に大別できる．直接穿刺法では鎖骨下からの鎖骨下静脈穿刺法が一般的である．その他，内頚静脈穿刺法，外頚静脈穿刺法，大腿静脈穿刺法もある．静脈切開法は留置する静脈の直上の皮膚を切開し，周囲組織を剥離して静脈を露出し，静脈に小切開を加えそこからカテーテルを挿入する方法で，使用する静脈は外頚静脈，内頚静脈，顔面静脈，橈側皮静脈，尺側皮静脈などである．出血傾向のある患者や十分な体位を取れない患者では穿刺法は禁忌である．

(2) 輸液ルート：感染対策からフィルターと I システム (I-プラグと I-セットからなる；図 12-9) を一体化したクローズドシステムのものが薦められる．側注も Y 字管から I システムを使って行い，通常の三方活栓の使用はできるだけ避ける．

(3) 輸液ポンプ：小児や心肺機能の悪い患者では精度の高い輸液ポンプが必要である．シリンジ方式，ペリスタリックフィンガー方式，ミッドプレス方式，ローラーペリスタリック方式のものが使用されている．

12.2.2 輸液剤

(1) TPN 用基本液：高張糖液・電解質液混合液からなる．後述するアミノ酸製剤と混合して使用する．アミノ酸混合後の最終糖濃度が 12 ％程度のものは開始液，15-20 ％のものは移行液または維持液として用いる．糖質としてグルコースのみが主流であるが，果糖，キシリトールを加えたものもある．電解質では NaCl を十分に含んだものとわずかしか含まないか全く含んでいないものがあり，混注するアミノ酸製剤の選択に注意を要する．微量元素では亜鉛を含んでいるものが多いが，量的にそれだけで十分かどうかは論議のあるところである．小児用，腎不全用のものもある．

(2) アミノ酸製剤：一般総合アミノ酸製剤，分岐鎖アミノ酸 (BCAA; バリン，ロイシン，イソロイシン) を多く含んだ製剤，各種病態に応じた特殊アミノ酸製剤がある．一般総合アミノ酸製剤の組成はヒト血漿アミノ酸パターンに基づいた FAO/WHO 処方によるものが主である．アミノ酸濃度は 10-12 ％，必須アミノ酸と非必須アミノ酸比 (E/N 比) はほぼ 1 である．投与熱量とアミノ酸投与量との関係 (カロリー/窒素比) が重要で通常，成人で 150-200 が適当とされている．術後や侵襲時には BCAA を多く含んだアミノ酸製剤が用いられる．小児用のアミノ酸製剤として，分岐鎖アミノ酸中のロイシンを多くし，また小児で需要の多いチロシン，システイン，アルギニンを増量し，タウリンも加えられている．一方，小児で過剰になりやすいメチオニン，フェニルアラニン，グリシン，スレオニンを減量したものが用いられている．肝不全用としては BCAA を多くし，芳香族ア

ミノ酸 (フェニルアラニン, チロシン) を減らした製剤が用いられる. 腎不全用としてはアミノ酸濃度を 6-7 % に減じ, BCAA を多くし, E/N 比を 2.6-3.2 と高くした製剤が用いられる. 腎不全時ではカロリー/窒素比は 500 位が薦められている.

(3) TPN 用輸液キット製剤 (ダブルバッグ製剤) 及びワンバッグ製剤: 高張糖液とアミノ酸液を混合するとメイラード反応 (アミノカルボニル反応) が起こり褐色色素を生成する. この反応は室温条件で漸次進行する. そのため高カロリー輸液用基本液とアミノ酸製剤は使用直前に混合し, できるだけ早く使う必要があった. 混合には手間や経費, 感染・微粒子混入・誤処方等の可能性の点で問題がある. これを解決したのが TPN 用キット製剤 (ダブルバッグ製剤) やワンバッグ製剤である. キット製剤はバッグを隔壁で仕切り, 一方に高カロリー輸液用基本液, もう一方に 10 % アミノ酸液を充填しておき, 使用時に加圧により隔壁を取り外して, 瞬時に混合して用いるものである. ワンバッグ製剤はメイラード反応を抑制するために pH を下げ, 安定化剤として亜硫酸塩, 塩酸システインを使用し, 保存中に含量低下が大きいグルタミン酸, システインをそれぞれ前駆体のプロリン, メチオニンに代替し, 脱酸素剤と酸素バリアー性包材の組み合わせによる保存期間中の安定性を確保するなどの工夫が凝らしてある. 欠点としては処方が固定されることであり, 病態により処方が変えられないことである.

(4) 脂肪乳剤: 大豆油主成分とした 10 % と 20 % の製剤がある. 脂質を構成している脂肪酸はすべて必須脂肪酸で, そのうち不飽和脂肪酸のリノレン酸が 50 % を占めている. 乳化剤として卵黄レシチンや大豆レシチンが用いられ, 安定剤としてグリセリンが加えられている.

(5) TPN 用ビタミン製剤: 水溶性ビタミン 9 種類 (B_1, B_2, B_6, C, ニコチン酸アミド, 葉酸, ビオチン, パントテン酸) と脂溶性ビタミン 4 種類 (A, D, E, K) の 13 種類またはビタミン K を除いた 12 種類のビタミンを 1 本, 2 本 1 組, 3 本 1 組の形で製造されている. 最近では予めシリンジに充填したプレフィルドシリンジタイプ製剤も開発されている.

(6) TPN 用微量元素製剤: 人において必須とされる微量元素は鉄, 亜鉛, 銅, マンガン, ヨウ素, セレン, クロム, モリブデン, コバルトである. コバルトはビタミン B_{12} に含有されている. わが国では鉄, 亜鉛, 銅, マンガン, ヨウ素を含んだ微量元素製剤が市販されている. 当初, 1 アンプル中, 各 35, 60, 5, 20, 1 μmol 含有したものが発売されたが, マンガンの 20 μmol/日投与では磁気共鳴影像法 (MRI) で脳基底核に高信号像が認められ, マンガンの脳蓄積が示唆されたため, マンガン量を 1/20 に減じたものに変更された. また, マンガンを含まないものも発売された. セレン, クロム, モリブデンの製剤はわが国では未だ製造されていない.

12.2.3 輸液方法と投与量

TPN基本液にアミノ酸を混合したものまたはキット製剤かワンバッグ製剤にTPN用ビタミン製剤，微量元素製剤を加えたものをクローズドシステムの輸液セットを用いて中心静脈に挿入してあるカテーテルに接続し，24時間持続投与する．あるいは投与時間を徐々に短縮していき1日量を約12時間程度で間欠的に投与することもできる．この時，輸液開始時と終了時には血糖値の急激な変化を避けるため，輸液速度を半分程度に減じる．また，輸液終了時にはカテーテルが血液の逆流で詰まらないように，ヘパリン生食水でカテーテルを満たしておく．この操作をヘパリンロックという．脂肪乳剤はフィルターを通過しないためフィルターのない輸液セットを用いY字管から側注する．輸液剤の投与量は患者の体格や病態によって異なるが，一般的な基準を表12-7に示す．ビタミン剤，微量元素製剤は成人で1日1組，または1アンプルの投与で必要量を満たすようになって

表12-7 高カロリー輸液（1日当たり基準投与量）

	成人（/kg）	小児（/kg）
液量	40～50 mL	100～120 mL
カロリー	40～60 kcal	90～120 kcal
グルコース	8～10 g	20～25 g
脂肪	≦1.0 g(必須脂肪酸補給としてのみ投与)	
アミノ酸	1.5～2.5 g	2～3 g
電解質		
Na^+	3～4 mEq	4～6 mEq
K^+	1～2 mEq	3～4 mEq
Cl^-	3～4 mEq	8～9 mEq
Ca^{2+}	0.5～1 mEq	1～2 mEq
Phosphate	0.5～1 mEq	1～2 mEq
Mg^{2+}	0.5～1 mEq	1～2 mEq

	投与量 (mL/kg/day)	アミノ酸 (g/kg/day)	kcal (/kg/day)
1歳未満	100 mL	2.5	94
1～3	80 mL	2	75
3～6	75 mL	1.9	70
6～10	65 mL	1.6	60
10～12	55 mL	1.4	50
12～15	45 mL	1.1	40
成人	40 mL	1.3	40

＊脂肪乳剤の投与（別ルートより）
必須脂肪酸の補給を行うという立場をとっている
成人：TPN3週間が経過したら次の1週間連日500 mL/day投与

```
                        ↓↓↓↓↓↓↓
|0W      1W      2W      3W      4W
```

小児：4週間に4日間 1 mL/kg/hr (=2.4 g/kg/day) ずつ投与（0.34 g/kg/dayに相当）．
肝障害や感染症がある場合には，1日投与量を減らし，投与日数を増やす．

12.2.4 TPNの管理

TPN用製剤と末梢静脈から投与する一般輸液とは外見上は区別がつかないが,生体内の反応は全く違った動きをする.即ち,一般輸液では栄養素が入っていないため,生体はやせ衰え,異化の状態となる.一方TPNでは体重は増加し,同化の方向へと向かう.この時の電解質の動きにも違いがみられる.細胞内に多い電解質であるカリウム,マグネシウム,リンは一般輸液時には細胞崩壊のため細胞内から細胞外へと放出され,これらの電解質を加えなくとも血清レベルは容易には低下しない.一方,TPN時はこれらの電解質は細胞外から細胞内へと取り込まれるため,これらの電解質を補給しなければ血清レベルの低下を来たし,欠乏症状を呈することになる.また,一般輸液時には致命的な合併症を来たすことはまれであるが,TPN時は種々の合併症の起こる危険性が高く,その対処法を熟知した注意深い管理が必要である.これには医師,看護師,薬剤師,栄養士などからなる栄養サポートチーム(NST)によるシステム化管理の重要性がいわれている.適応の決定,栄養評価,カテーテル皮膚刺入部定期的消毒や輸液ルートの定期的交換,代謝合併症のチェックなどが重要なポイントである.患者・家族に十分に指導するか,訪問看護を行うことによって在宅でもTPNを行うことができ,社会復帰を果たしているものもいる.

12.2.5 合併症

TPNが余りにも普及したため,適応が拡大し,経腸栄養が可能なのにTPNを行うという不適切な場合もみられる.また,管理が不十分なため,通常では起こらない合併症の起こる例がある.TPNは腸管を通過しない非生理的投与法であり,またカテーテルという異物を血管内に留置するためカテーテル敗血症を来たすなどの代謝・カテーテル合併症が生じやすい.

(1) カテーテル合併症と対策(表12-8)

カテーテル敗血症,閉塞,事故抜去などが重要な問題である.これに対しては使用する器材の開発・改良とカテーテル管理面での対策がなされてきている.

(2) 代謝上の合併症と対策(表12-9)

血糖異常,肝・胆道系異常,微量元素異常,消化管粘膜異常などが問題となる.TPNのみでは腸管粘膜の萎縮がみられ,腸管の防御機構が障害され,そこからの細菌感染を引き起こすbacterial translocationが問題になっている.これに対してグルタミン投与の有効性を示唆する報告がなされているが,わが国では静注用グルタミン製剤は未だ開発されていない.また,脂肪乳剤にしても現在はn-6系の長鎖脂肪酸からなる製剤しかなく,中鎖

脂肪酸やn-3系の脂肪酸を含有した脂肪乳剤の開発が今後の問題となる．微量元素製剤の組成も未だ十分解明されていない．また，未熟児に対する経静脈栄養については不明な点が多く残されている．

表12-8　TPN時カテーテル合併症と対策

・気胸	臨床症状（息苦しさ，呼吸音減弱），胸部X線で確認．脱気または胸腔内低圧持続ドレナージにより2・3日で軽快．両側気胸は致命的となることがあり，両側穿刺は注意を要する
・血胸	出血傾向のある患者で起こる可能性あり，そのような患者では穿刺法は禁忌である
・動脈穿刺	通常の止血機能を持っている患者であれば安静と圧迫により止血する．出血傾向のある患者では穿刺法は禁忌である
・神経損傷	非常にまれ
・胸管損傷（乳び胸）	原則として右側から穿刺する
・カテーテル塞栓（遺残，断裂）	切断されたカテーテルが，心，肺動脈内に入り込む．金属針を用いた場合，引き戻す操作のときに金属針で切断，あるいは抜去時，誤ってまたは無理に引っ張って切断する．操作に気をつける
・カテーテル位置異常・誤挿入	胸部X線で先端確認：ガイドワイヤーにて先端位置修正または再留置
・extravasation of fluid	カテーテル先端が血管壁に当たり，血管内皮を刺激して高張糖液が血管外に浸出する状態．周囲の組織間液を引き込み，腫脹，疼痛をきたす．縦隔拡大や胸水貯留を認める場合がある．カテーテルの先端位置を確認し，低濃度の糖液に変更
・事故抜去	固定を確実に，Broviacタイプ使用
・カテーテル破損	体外では修理キットで修理
・カテーテル閉塞	
a 血栓の場合	ヘパリン（100～1,000 U／mL）1～5 mLをできるだけ小容量の注射器でフラッシュし，ウロキナーゼ（6,000 U／mL）でロック
b 無機物質（Ca，P）の場合	0.1～1N-HCl 0.2～1 mLで15分間ロック
c 脂肪乳剤＋ヘパリン＋2価カチオンで凝集の場合	70％エタノール3 mL，1時間ロック 低分子ヘパリンの使用
・カテーテル皮膚刺入部感染	清潔操作し，定期的に消毒する
・針刺入部皮膚に損傷・感染	穿刺部位をずらす
・皮下注入	胸帯の使用など固定を確実にする
・カテーテル感染症・敗血症	清潔操作，可及的クローズドシステムの採用，定期的輸液ルート交換，I-システム採用，カテーテル抗生物質（アミカシンやバンコマイシン）を生食水0.2～2 mLで溶かして1日2回ロック

表12-9 TPN時の代謝合併症と対策

・血糖異常	
・高血糖	血糖を上げる因子(糖尿病,感染症,脱水,ストレスなど)に対処する.血糖値200 mg/dL以上または尿糖(++)以上のときはインスリンを投与.投与糖10 gに対しレギュラーインスリンIUを輸液内に入れ,血糖と尿糖をチェックしながらインスリンの投与量を増減する
・高浸透圧性非ケトン性昏睡	高血糖(500 mg/dL以上),高浸透圧血症(350 mOsm/L以上),高度の尿糖,尿ケトン体(-),口渇,多尿,高度な脱水,急速に進行する昏睡がみられる.高齢者で感染症を伴う場合や副腎皮質ホルモン剤,利尿剤などで浸透圧利尿が起こっている場合にTPNが適切な"ならしなしに開始されたときに起こることが多い
・低血糖	インスリン投与が相対的に過剰の場合や急に栄養輸液が中断された場合にみられる.栄養輸液を中止する場合は徐々に輸液量を下げる.栄養輸液が中断された場合は,末梢静脈から10%糖液を点滴する
・電解質異常	高カロリー輸液基本液とアミノ酸製剤の組み合わせによってはナトリウムや塩素が過剰になる場合と不足になる場合があるので注意を要する.また病態(嘔吐,下痢などの消化液の喪失の多い場合など)によっても不足となることがあり,モニターが必要である.特に細胞内に多いカリウム,マグネシウム,リン,またカルシウムにも注意する
・pH異常	
a 代謝性アシドーシス	市販のアミノ酸製剤には大量の塩素を含んだものがあり,高塩素性アシドーシスをきたす可能性がある.必要に応じ塩素の入っていないものを用いる.未熟児や重症患者では代謝性アシドーシスをきたしやすい
b 代謝性アルカローシス	低塩素や低カリウム血症時にみられる
・肝・胆道系異常	
a 過負荷症候群 (overloading syndrome)	長期間飢餓状態にあった患者にTPNを施行した場合,肝腫大や疼痛と血清GOTやGPTの上昇(多くはGOT > GPT)の起こることがある.多くは一過性で,次第に正常化するが,ときには肝腫大および循環血液量の減少とともにショック状態に移行することがある.投与熱量を少なめから開始し徐々に増量していく
b 肝内胆汁うっ滞	TPNの施行中に黄疸の出現することがある.新生児,未熟児に多くみられ,成人では短腸症候群,慢性特発性仮性腸閉塞症などで長期にTPNを行っている患者でときにみられる.糖やアミノ酸の過剰投与,感染症,腸管通過障害の存在などの関与がいわれているが不明な点が多い
c 脂肪肝	熱量,特に糖の過剰投与時にみられる.一方,必須脂肪酸欠乏時にもみられる
d 胆囊腫大,胆石	絶食に基づく胆囊収縮の欠如,回盲部の病変による胆汁酸の吸収障害などにより,胆泥→胆石形成が多くみられる
・微量元素異常	鉄,亜鉛,銅,マンガン,ヨードを含んだ微量元素製剤が市販され,これらの元素の欠乏症は予防できる.黄疸(胆汁排泄障害)時は銅,マンガンは過剰に気をつける.セレンも投与しなければ血清(漿)濃度の低下,グルタチオンペルオキシダーゼの低下がみられ,下肢の筋肉痛や不整脈,心筋症での死亡が報告されており,セレン製剤の開発が必要である
・脂質異常	総コレステロールの低値,アポリポ蛋白の異常,カルニチンの低値などが知られている
・ビタミン異常	高カロリー輸液用総合ビタミン剤が開発され欠乏症や過剰症はみられなくなった.しかし長期TPN施行患者では水溶性ビタミン,特にビタミンB群,B12の高値,脂溶性ビタミンA,Dの低値がみられる
・消化管粘膜萎縮	絶食に基づく消化液や消化管ホルモンの減少,栄養素の欠如(グルタミン,亜鉛,ペクチンなど)が要因としてあげられる.できるだけ経腸栄養法を試みる.欠如した栄養素を補給する

第13章
栄養サポートチーム

13-1 栄養サポートチームとは

　栄養管理はすべての疾患の基本となる治療であり，個々の症例の病態に応じて栄養管理を行うことを栄養サポート (nutrition support) という．医師，看護師，管理栄養士，薬剤師，臨床検査技師，リハビリスタッフ等が職種を越えて栄養管理を実施するチームを Nutrition Support Team (NST，栄養サポートチーム) という (図13-1)．欧米の医療ではNSTが専属チームとして稼働しているが，我が国ではそれぞれの職種から役割を分担しながら兼業兼務としてチームを形成する運営システム Potluck Party Method (PPM，持ち寄りパーティ方式) が一般的である．栄養障害のある症例を対象に，末梢静脈栄養 (PPN, peripheral parenteral nutrition)，中心静脈栄養 (TPN, total parenteral nutrition)，経腸栄養 (EN, enteral nutrition)，経口栄養を一貫して管理し，感染症，褥瘡，嚥下障害・誤嚥性肺炎，合併症などの発生を予防し，患者のQOLの改善を目指すことが目的である．

　複数の疾患に罹患している患者や高齢者の医療にはNSTによる栄養管理は必須の治療である．

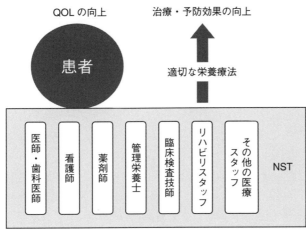

図13-1　NST（栄養サポートチーム）とは

13.2　NSTの目的

さまざまな栄養管理方法を用いて，病態に即した栄養管理法を選択しながら，適切かつ質の高い栄養管理を提供することが必須の条件である．栄養障害を早期に発見し，栄養療法を早期に開始し，カテーテル敗血症や誤接続防止などの合併症を予防しながら，感染症や褥瘡などの発生予防と治療の促進をはかる．

13.3　NSTの効果

NSTが適切に稼働すると，①疾患罹患率や死亡率の減少，②病院スタッフの栄養管理法のレベル・アップ，③医療安全管理の確立とリスクの回避，④栄養素材・資材の適正使用による経費削減，⑤在院日数の短縮，⑥入院費の節減，⑦再入院や重症化の抑制などに効果がある．

13.4　NSTの役割

NSTのメンバー全員で栄養アセスメントを行い，対象となる症例において栄養管理が必要であるか否かを判定し，適切な栄養管理を実施する．それぞれの患者の病態に応じた栄養管理法を提言し，主治医とともに栄養管理の面から治療に協力する．主治医からの栄養管理上の疑問点について，専門的な立場からコンサルテーションを行い，栄養管理に伴う合併症の発生も防止する．NSTが機能的に活動することによって，院内全職員が栄養管理の重要性を理解するようになり，認識を深めることが可能となる．表13-1にNSTの役割と目的についてまとめた．

表 13-1　NSTの役割と目的

(1) 栄養状態を評価する（栄養アセスメント）．
(2) 適切な栄養管理がなされているかチェックをする．
(3) 最もふさわしい栄養管理法を指導・提言する．
(4) 栄養管理に伴う合併症の予防・早期発見・治療を行う．
(5) 栄養管理上の疑問に答える（コンサルテーション）．
(6) 資材・素材のむだを省く．
(7) 早期退院や社会復帰を助け，QOLの向上を図る．
(8) 新しい知識の習得を図る．

栄養治療を必要とする症例に対して，NSTのメンバーは少なくとも週に一回は定期的に回診するが，主治医からの要請により原則的には24時間体制で対応する．チームのメンバーは，カンファレンスやミーティングを定期的および必要に応じて開催し，対応症例の抱える栄養管理上の問題点を原疾患の病態に即して検討し，解決をはかる．NSTの対応は24時間体制で行うべきであるが，あらゆる職種のメンバーが全員集まることは，NST活動が兼務によって維持されている場合には困難なことがある．初回

のNST回診には医師の参加は必須であり，薬剤師の参加がないまま医師・看護師・管理栄養士で回診したり，医師・管理栄養士・臨床検査技師のメンバーで回診したりすることがある．栄養治療の効果判定のための回診には，場合によっては医師の参加がないまま看護師・管理栄養士・薬剤師で回診することもある．ただし，NSTのスタッフは，いかなる場合にあってもNST医師および主治医との連絡を欠かすことがあってはならない．

NST医師は，栄養療法に関して早期に治療方法を決定し，治療効果を適切に判定しなければならない．適正な栄養管理法を症例ごとに設定し，経静脈または経腸栄養ルートを選択し，合併症が起こらないように管理する．栄養治療を維持し，効果判定を行い治療法が適切であったかを評価しなければならない．経静脈ルートにするか経腸栄養ルートにするかを決定した後は，栄養剤の種類を選定し，必要カロリーに加えて，糖質代謝，蛋白代謝，ビタミンや微量元素の過不足を含めて総合的に評価する．栄養療法施行に関する物理的・代謝的な合併症を予防し，もし発症しても早期に発見し，迅速に対応しなければならない．嚥下・摂食障害の治療法の確認と評価を行い，NSTスタッフの教育と指導も行わなければならない．また，NST症例の家族とスタッフとの仲介の役を担うこともある．栄養療法に関する問題点やリスクの対策を実施し，在宅栄養・院外施設での栄養管理法を指導する．

NST管理栄養士は，以下の業務を引き受ける．①全入院患者に対して看護師と連携し，栄養スクリーニングを行う，②栄養アセスメントを行い，NST対象者を選出する，③身体計測を行い，栄養摂取量と栄養必要量を算定する，④食事や栄養に対する薬剤の影響を検討する，⑤栄養に関する教育を行い，栄養療法のモニタリングを実施する，⑥栄養管理法と病院食との連携をはかるなどの業務を担当する．

NST薬剤師は，中心静脈栄養製剤や経腸栄養製剤等の情報を把握し，配合変化などの情報を提供する．経静脈栄養に関しては無菌調整を行う．服薬指導や副作用モニタリングを行い，経静脈栄養・経腸栄養ルートの管理を行う．

NST看護師は，全入院患者を対象としたスクリーニングを行い，栄養アセスメントを実施する．栄養状態に問題がある患者を拾い上げるもっとも基本的な栄養アセスメントを担当するのは看護師の重要な役割である．栄養必要量を算出し，栄養ルートの管理を行う．患者の状態や治療方針を把握し，栄養治療の経過に問題がある場合は，NSTコンサルテーションのときにその症例を提示する．ランチタイム・ミーティング，勉強会，チーム会議への参加，院内および院外の研修会や学会に参加しながら栄養管理のレベル・アップの努力を継続する必要がある．

臨床検査技師は，臨床検査値に関する情報を提供し，栄養アセスメント

の精度を高め,チーム医療に参加する.リハビリチームは,摂食・嚥下障害チーム,呼吸療法チームなどを結成し,NST回診に参加する.専門的な知識・技術を生かしながらチーム医療の構成メンバーとして活動する.

　専門の職種ごとにそれぞれの役割を担うことになるが,NSTスタッフは職種にかかわらず,栄養アセスメント,栄養必要量の算出,病態に応じた栄養管理,栄養管理時の合併症発症の予防およびその対策を行い,全人的立場からの栄養管理を行い,チーム医療を推進することが必要である.

参 考 図 書

1. 厚生省保健医療局健康増進栄養課：第5次改定日本人の栄養所要量，第一出版，1994
2. 健康・栄養情報研究会：第6次改定日本人の栄養推奨量，第一出版，1999
3. 栄養学ハンドブック委員会(編)：栄養学ハンドブック，技報堂出版，1996
4. 木村・吉田(編)：食品栄養学，文永堂出版，1994
5. 日本国際生命科学協会(編)，木村・小林(監修)：長寿と食生活，建帛社，1999
6. Ziegｌerr E. & Filer L.(編)，木村・小林(訳監修)：最新栄養学，建帛社，2002
7. McArdle W.D. et al：田口他(訳監修)：運動生理学，杏林書院，1992
8. Nancy C.：Nancy Clark's Sports Nutrition Guidebook (2nd Ed) Human Kinetics，1990
9. 万木・井上：異常環境の生理と栄養，光生館，1980
10. 西原・西原：ウェルネス栄養学，建帛社，2000
11. Lehninger A.L. et al(著)：山科(監修訳)：レーニンジャーの新生化学(第2版)，上下巻，廣川書店，1992
12. Alberts B. et al(著)，中村他(監訳)：Essential 細胞生物学，南江堂，1999
13. 山地：最大酸素摂取量の科学，杏林書院，1992
14. 沼尻：活動のエネルギー代謝，労働科学研究所出版部，1987
15. 殖田(編著)，青木・太田(監修)：健康・スポーツの栄養学，建帛社，1997
16. 成田：強くなるスポーツ栄養学，日本文芸社，1998
17. 五訂食品成分表，女子栄養大学出版部，2002
18. 外食・テイクアウトのカロリーブック，女子栄養大学出版部，1994
19. Wardlaw M.G. & Insel P.M.：Perspective in Nutrition (3rd Ed)，Mosby-Ycar Book, Inc.，1996
20. Mahan L. K. & Arhn M.：Krause's Food, Nutrition & Diet Therapy (8th Edition) W.B. Saunders Company，1992
21. Benardot D.：Sports Nutrition, The American Dietetic Association，1993
22. Williams M.H.：Nutrition for health, Fitness & Sport (5th Edition), WCB McGraw Hill，1999
23. 後藤・瀧下：新しい臨床栄養学，南江堂，2002
24. 日本病態栄養学会(編)：病態専門栄養士のための病態栄養ガイドブック，メディカルレビュー社，2002
25. 中村(編著)：第2版栄養食事療法必携，医歯薬出版，2002
26. 細谷(総監修)：ビジュアル臨床栄養実践マニュアル　全4巻，小学館，2003
27. 高木(編)，エキスパートナース MOOK 29，経静脈・経腸栄養マニュアル，照林社，1998
28. 日野原・井村(監修)：看護のための最近医学講座，第29巻，栄養療法・輸液，中山書店，2002
29. 中野(編)：図説・からだの仕組み働き，医歯薬出版，2001

索　引

あ　行

亜鉛 (Zn)　39
悪性貧血　52
アスコルビン酸　53
アスパラギン　28
アスパラギン酸　28
アデノシン二リン酸 (ADP)　69
アデノシン三リン酸 (ATP)　65, 69
アトピー性皮膚炎　143
Atwaterの係数　7
アナフィラキシー　144
油やけ　23
アミノ酸　26
アミノ酸価　32
アミノ酸製剤　187
アミラーゼ　61
アミロース　12
アミロペクチン　13
アミン　42
アラキドン酸　20
アラニン　26
アリサイアミン　48
アルギニン　29
アルギン酸　58
α-リノレン酸　20
アルブミン　113
アレルゲン　146
アレルギー　143
アンモニア　68
胃　62
胃液　62
異化　65
イコサペンタエン酸　21
萎縮性胃炎　118
イソロイシン　26
一次構造　29
一価不飽和脂肪酸　18
異痩　179
異味症　174
インピーダンス　137
ウインターリング　22
ウエイトコントロール　139
ウエスト／ヒップ比　138
ウエルニッケ脳症　48
運動性貧血　125
エイコサペンタエン酸　21
HDLコレステロール　157
栄養価　30
栄養機能食品　5
栄養サポートチーム　190, 193

栄養性貧血　173
栄養素　61
栄養チューブ　178
栄養のバランス　2
栄養評価　141, 142
A／E比　32
ATP　75
ADP　69
エストロゲン　116
n-3系脂肪酸　20
n-6系脂肪酸　20
NAD⁺　50
NADP⁺　50
NST　193, 194
エネルギー　75
エネルギー消費量　77, 78
エネルギー比　8
FAD　49
FMN　48, 49
エルゴカルシフェロール　44
エルゴステロール　17, 44
LDLコレステロール　157
嚥下性肺炎　178
塩基性アミノ族　29
塩素 (Cl)　37
塩分含量　156
オリーブ油　23
オリゴ糖　11
オリゴフルクトース　13

か　行

壊血病　53
解糖系　65, 70
潰瘍　170
カイロミクロン　66
カウプ指数　115
化学伝達物質　144
拡散　64
過剰症　42
ガストリン　63
カゼイン　113
脚気　48
活性酸素ラジカル　54
活動代謝　77
カップリングシュガー　14
合併症　190
カテーテル合併症　191
カテコールアミン　131
果糖　149
果糖ブドウ糖液糖　13
ガラクトース　11

ガラクトオリゴ糖　112
カラゲナン　58
カリウム (K)　37
カリウム　155
カルシウム (Ca)　35
カロテノイド　43
カロテン　42, 44
がん　2
簡易推定法　88
感覚温度　132
肝硬変　165
感作　144
肝性脳症　166
肝臓病　165
寒天　58
含硫アミノ酸　28
寒冷環境　131
飢餓　79
基礎代謝量　77, 83
キチン　58
拮抗現象　35
キトサン　58
吸収　61, 64
急性肝炎　165
牛乳　111
巨赤芽球性貧血　51, 52
魚油　23
キロカロリー　75
キロジュール　75
クーシャン病　40
グリコーゲン　13, 73, 120
グリコーゲン・ローディング　121
グリシン　27
グリセミック・インデックス　14, 150
グリセリン　16
グリセロール　16
クリプトキサンチン　43
グルコース　9
グルタミン　28
グルタミン酸　28
クル病　36, 45
クレアチンリン酸　75
クレチン病　40
クロム (Cr)　41
経腸栄養法　177
経腸栄養剤　180
血糖　149
欠乏症　43
健康強調表示 (ヘルスクレイム)　5
減量　139
高カロリー輸液　188

口腔　61
高血圧　154
光合成　10
高脂血症　157
高脂肪食　119
恒常性(ホメオスタシス)　35
甲状腺腫　40
甲状腺ホルモン　131
酵素　65
抗体　143, 144
抗原　143
高糖質食　119
高リン血症　161
コール酸　17
呼吸商　80
呼吸代謝室　81
五大栄養素　7
骨粗鬆症　35, 118
骨軟化症　36
粉飴　165
コバラミン　51
コルチコイド　129
コレカルシフェロール　44
コレステロール　17, 19, 154, 155
コンニャクマンナン　58

さ　行

最大酸素摂取量　130
在宅経腸栄養　183
細胞外液　57
細胞内液　57
サプリメント　4
三次機能　4
三次構造　30
酸性アミノ酸とそのアミド　28
三大栄養素　7
三糖類　11
産熱効果　77, 78, 132
酸敗　23
ジグリセリド　63
脂質　15
脂質異常症　154, 157
シス-オレイン酸　20
シス型　18
シスチン　28
システイン　26
しそ油　23
脂肪酸　16, 18
脂肪乳剤　188
暑熱環境　130
獣脂　23
受動(単純)拡散　64
主要元素　35
順応　79
消化　61, 63
上限量　95
脂溶性ビタミン　42
小腸　63

少糖類　9, 11
正味タンパク質利用効率　31
静脈栄養法　185
静脈切開法　185
食事摂取基準　33, 93
食事による産熱　78
食事療法　149
食道　61
食品交換表　150
食品群　150
食品バランスガイド　9
食物アレルギー　143
食物繊維　2, 9, 57, 101, 150
除脂肪体重　118, 135
小児青年期　116
ショ糖　11, 12
初乳　112
人工栄養　111
新生児消化管出血　47
新生児頭蓋内出血　47
身体活動レベル　84, 88, 150
身体組成　135
心拍数法　82
腎不全　160
深部体温　130
膵液　63
膵炎　171
推奨量　94, 95
膵臓病　171
推定平均必要量　94, 95
水溶性食物繊維　58
水溶性ビタミン　42, 47
スクロース　11, 12
ステロール　17
ストレス　129
スプーン状爪　174
スポーツ　119
スレオニン　26
生活環境　129
生活習慣　2
生活習慣病　107, 137
成長率曲線　109
生物価　30
世界保健機関(WHO)　1
赤血球　174
摂取バランス　23
摂取バランス法　82
セリン　27
セルロース　58
セレブロシド　16
セレン(Se)　40
壮年期　116
促進拡散　64
ソフトカード　112, 113

た　行

体液性免疫　143
ダイエット　140

体脂肪　136, 137
体脂肪率　135, 137
代謝　65
代謝水　56
大腸　64
耐容上限量　94, 95
タイムスタディ法　83, 85, 87
唾液腺　61
多価不飽和脂肪酸　18, 67, 158
ダグラスバック法　82
脱水　125
多糖類　9, 12
胆汁　63
胆汁酸　17
単純脂質　16
炭水化物　9
胆石症　159
単糖類　9
タンパク価　31
タンパク質　25
チアミン　48
窒素出納　34
中性アミノ酸　27
中性脂肪　15, 16
調整食　152, 157, 159, 164, 167, 176
調整粉乳　111
中心静脈栄養　184
腸内細菌　14, 47, 48, 57, 112
腸瘻　179
直接穿刺法　185
直接法　80
貯蔵脂肪　135
チロシン　26
TPN　184, 186, 189
TCAサイクル　65, 70
低タンパク米　165
テストステロン　118
鉄(Fe)　38
鉄欠乏性貧血　38
転化糖　13
デンプン　12
銅(Cu)　40
同化　65
糖質　9
糖新生　66
糖尿病　41, 149
糖尿病腎症　163
特定保健用食品　5
ドコサヘキサエン酸　22
トコフェロール　45
トランス-オレイン酸　20
トランス型脂肪酸　18
トリグリセリド　16, 73
トリプトファン　26
鳥目　43
トロンボキサン　21

索引

な 行

ナイアシン　50
内因子　51, 63
ナトリウム (Na)　37
7-デヒドロコレステロール　44
ニコチン酸　50
ニコチン酸アミド　50
二次構造　29
二重標識水法　82
ニトロソアミン　54
乳児期　109
乳脂肪　23
乳汁栄養　111
乳糖　11, 12
乳糖不耐症　12
尿素サイクル　68
妊娠期・授乳期　117
熱中症　130
熱量測定法　80
ネフローゼ症候群　162
濃厚流動食　180
能動輸送　64

は 行

麦芽糖　11, 12
発がん因子　3
発汗量　130
パラチノース　14
バリン　26
パルミチン酸　18
パントテン酸　52
BMI (Body Mass Index)　98, 139
B 細胞　144
ビオチン　53
皮脂厚　137
ヒスタミン　144, 147
ヒスチジン　26
ビタミン A　42
ビタミン B$_1$　47
ビタミン B$_{12}$　51
ビタミン B$_2$　48
ビタミン B$_6$　49
ビタミン C　53, 129, 132
ビタミン D　44
ビタミン E　45
ビタミン K　47
ビタミン製剤　188
必須アミノ酸　26
必須脂肪　135
必須脂肪酸　18, 20
PDCA サイクル　95, 96
ヒドロキシアミノ酸　27
非ヘム鉄　38, 126, 174
肥満　78, 136, 152
標準食　119
標準体重　139, 150
ピリドキサール　49

ピリドキサミン　49
ピリドキシン　49
微量元素　38
微量元素製剤　188
貧血　125, 172
フィロキノン　47
フェニルアラニン　26
フォローアップミルク　113
付加運動時間　90
付加量　117
複合脂質　16
副腎　127
ブドウ糖　9
ブドウ糖果糖液糖　13
不飽和脂肪酸　18
不溶性食物繊維　58
フルクトース　10
フラクトオリゴ糖　14, 112
プロスタグランジン　20
プロトロンビン　47
プロビタミン D2　17, 44
プロビタミン D3　44
プロリン　27
分岐鎖（枝）アミノ酸　123, 168, 186
β-カロテン　43
β-酸化　71
ペクチン　58
ヘパリンロック　188
ペプシノーゲン　63
ペプシン　63
ペプチド　29
ペプチド結合　29
ヘマトクリット　172
ヘミセルロース　58
ヘム鉄　38, 126, 174
ヘモグロビン　38, 126, 172
ペラグラ　50
ヘルスクレイム　5
ヘルパー T 細胞　144
変性　30
芳香族アミノ酸　28
飽和脂肪酸　18
保健機能食品　4
補酵素　42, 65
補酵素 A　52
補酵素型　65
歩数計法　82
母乳　111
ポリペプチド　29
ポルフィリン　68

ま 行

膜消化　64
マグネシウム (Mg)　38
マクロファージ　143
マルトース　11, 12
マンガン (Mn)　41
慢性肝炎　163

水　56
ミトコンドリア　70
ミネラル　35
無機質　35
6 つの基礎食品群　7
メイラード反応　187
メガジュール　75
メチオニン　26
メナキノン　47
目安量　94, 95
メラニン色素　54
免疫グロブリン　112, 144
免疫反応　143
目標量　94, 95
モノグリセリド　63
門脈　66

や 行

やし油　23
夜盲症（鳥目）　43
有毒アミン　147
輸液剤　187
油脂　15, 16
葉酸　52
ヨウ素（ヨード, I）　40
洋なし型肥満　138
ヨード　40
四次構造　30

ら 行

ライフステージ　109
酪酸　18
ラクトース　11, 12
ラクトフェリン　112
リグニン　58
リジン　26
リゾチーム　112
離乳　113
離乳の定義　114
リノール酸　18, 20
リボフラビン　48
留置法　185
緑黄色野菜　44
リン (P)　36
りんご型肥満　138
リン脂質　16
レシチン　16
レスピロメータ　83
レチノール　42
レチノール当量　43
レプチン　118, 136

ろ 行

ロイシン　26
ロウ (wax)　16
老年期
ローレル指数　116
ロドプシン　43

執筆者紹介

執筆担当章　　　　　　　　　　　　　　　　　　　　　　　　　　　（五十音順）

秋山　栄一（あきやま　えいいち）
11章

松尾クリニック　管理栄養士
1973年　東京農業大学・農学部　卒
資格・学位等:管理栄養士
専門：臨床栄養学，栄養指導論

佐藤　江利子（さとう　えりこ）
3章

兵庫医療大学　助教
1998年　武庫川女子大学・薬学部　卒
資格・学位等：薬学博士，薬剤師
専門：食品衛生化学，分子生物学

東村(芹生)幸子（ひがしむら(せりう)さちこ）
7章

神戸学院大学　非常勤講師
1995年　神戸学院大学・栄養学部　卒
資格・学位等：管理栄養士，他
専門：栄養・調理学

髙木　洋治（たかぎ　ようじ）
12章

大阪大学　名誉教授
1967年　大阪大学・医学部　卒
資格・学位等：医学博士，医師
専門：消化器外科，特に外科栄養

西原　力（にしはら　つとむ）
1, 2, 3, 10章

大阪大学・兵庫医療大学　名誉教授，塾SiN非常勤講師
1964年　大阪大学・薬学部　卒
資格・学位等：薬学博士，薬剤師
専門：衛生化学，環境生化学，環境化学

西原　照代（にしはら　てるよ）
1, 2, 4, 5, 6, 8, 9, 11章

西宮市医師会看護専門学校　非常勤講師
1967年　大阪大学・薬学部　卒
資格・学位等：薬学博士，薬剤師
専門：栄養学，特にエネルギー代謝

福田　能啓（ふくだ　よしひろ）
12, 13章

兵庫医科大学　教授，兵庫医療大学　非常勤講師
1975年　弘前大学・医学部　卒
資格・学位等：医学博士，医師
専門：臨床栄養学，腸内細菌，炎症性腸疾患，ヘリコバクター・ピロリ感染症

西原　力（にしはら　つとむ）

1941年	和歌山県生まれ
1970年	大阪大学大学院薬学研究科修了（薬学博士）
現　在	大阪大学・兵庫医療大学名誉教授，第三世代大学　塾 SiN 非常勤講師
研究テーマ	化学物質・微生物のリスクアセスメント
キーワード	衛生化学，食品衛生，環境衛生，内分泌かく乱物質，環境生化学
所属学会	日本薬学会，日本防菌防黴学会，他

主　著

『［第2版］薬学教科書シリーズ第5巻　健康と環境』共著，東京化学同人，2012
『［第3版］新ウェルネス栄養学－日本人の食事摂取基準（2010年版）準拠』，編・共著，2010
『防菌・防黴剤の開発と展望』共編・共著，CMC出版，2003
『環境ホルモンの最新動向と測定・試験・機器開発』共著，CMC出版，2003
『安全の百科事典』共著，丸善，2002
『科学技術と人間のかかわり』共著，大阪大学出版会，2001
『環境と化学物質－化学物質とうまく付き合うには』単著，大阪大学出版会，2001

大阪大学新世紀レクチャー

［第4版］新ウェルネス栄養学　―「日本人の食事摂取基準(2015年版)」準拠―

2003年 4 月 8 日　初版第 1 刷発行
2005年 9 月30日　第 2 版第 2 刷発行
2013年12月25日　第 3 版第 2 刷発行
2015年 3 月20日　第 4 版第 1 刷発行

編　者　西原　力
発行所　大阪大学出版会
　　　　代表者　三成　賢次
　　　　〒565-0871　吹田市山田丘2-7　大阪大学ウエストフロント
　　　　　　電話　06-6877-1614
　　　　　　FAX　06-6877-1617
　　　　　　http://www.osaka-up.or.jp
組　版　㈱桜風舎
印刷・製本所　㈱太洋社

©NISHIHARA Tsutomu 2015　　　　　Printed in Japan
ISBN978-4-87259-494-2 C3047

Ⓡ〈日本複製権センター委託出版物〉
本書の無断で複写複製（コピー）することは、著作権法上の例外を除き、禁じられています。本書をコピーされる場合は、事前に日本複製権センター（JRRC）の許諾を受けてください。